GUIDE DES INDUCTIONS HYPNOTIQUES

Guide des inductions hypnotiques

GUIDE DES INDUCTIONS HYPNOTIQUES

HYPNOSE DE
RÉFÉRENCE

Avertissement: *La pratique de l'hypnose implique une responsabilité de ce que l'on dit et de ce que l'on fait, de ce que l'on suggère et particulièrement de ce que l'ont suggère de faire. Le présent guide se borne à proposer une collection d'inductions que le lecteur pourra consulter, apprendre, commenter et utiliser dans le but d'apprendre de nouvelles techniques d'induction et de pré-induction. Étant entendu que leurs utilisations, dans sa pratique de l'hypnose, reste de sa propre responsabilité.*

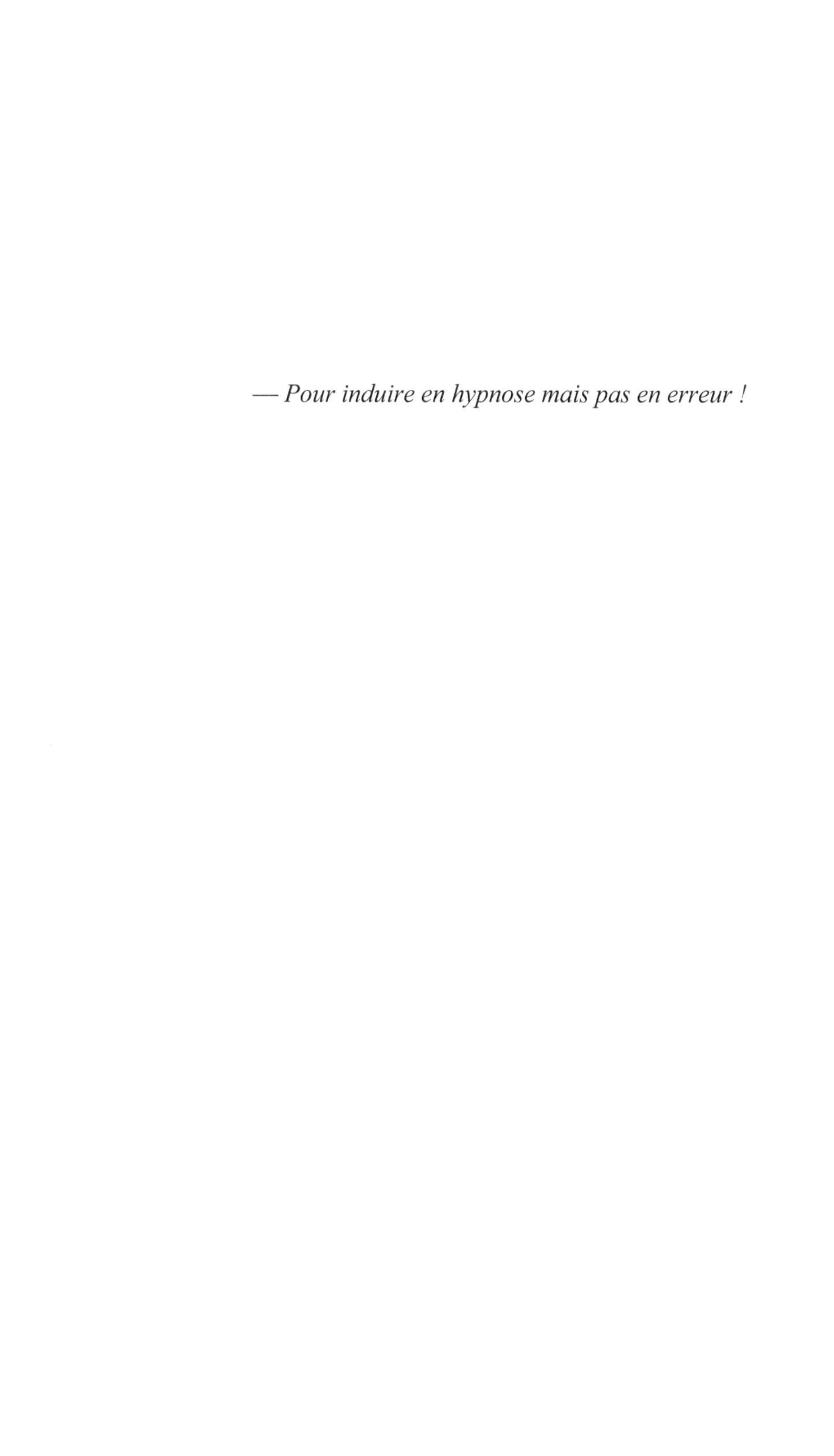

— *Pour induire en hypnose mais pas en erreur !*

Sommaire

A première vue l'induction est une pièce centrale du savoir faire de l'hypnotiseur, et chaque pratiquant souhaite l'améliorer en technique et en résultat. Cependant, elle se niche au sein du mystère de l'hypnose qu'elle déclenche, et mérite pour cela d'être étudiée comme un système hypnotique avec ses ramifications. En effet l'induction est imbriquée, dépendante et dirons-nous consubstantielle de plusieurs concepts {pré et post-induction, ré-induction, émerge...etc} que nous devons d'abord passer en revue avant d'explorer ces 21 inductions.

Qu'est-ce qu'une induction?

— Si l'induction, est le démarreur de l'hypnose. La pré-induction c'est vérifier qu'il y a de l'essence dans le réservoir et mettre le contact .

Le verbe « induire » du latin inducere[1] signifie « conduire dans ». L'induction hypnotique c'est donc étymologiquement conduire vers et dans un état d'hypnose.

---

[1] (in + ducere)

Mais l'induction est aussi un mot du vocabulaire de électromagnétisme. Or le magnétisme et l'hypnose ont toujours été proches ce qui rend intéressant l'analogie entre un circuit électrique qui rencontre un champ magnétique et un sujet qui accepte de partir en transe se laissant induire en hypnose.

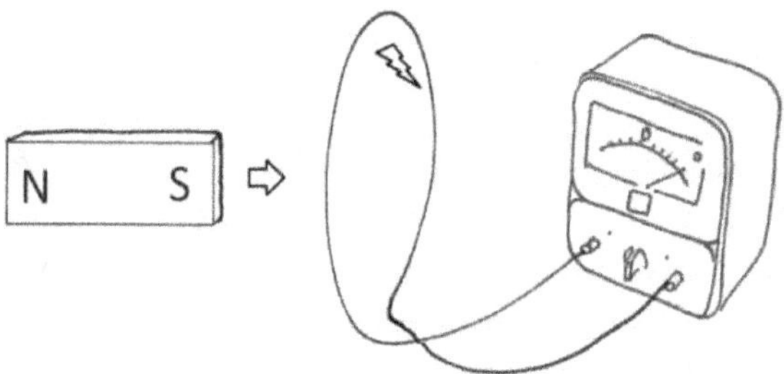

Tous les hypnotiseurs utilisent des inductions! Quelque soit votre explication personnelle de l'hypnose. Quel que soit votre référentiel[2] d'hypnose, vous procédez certainement à une induction pour permettre ou amener l'état hypnotique. Or vous constatez sûrement que ces inductions sont plus ou moins efficaces selon les circonstances, les sujets et les manières de les amener. Comment les rendre plus efficaces ? C'est le propos de cet ouvrage.

Nous allons voir comment cela est finalement très semblable à l'électromagnétisme. Si vous me permettez un petit rappel de ces notions. Il suffit de bouger un aimant devant une boucle de fil de cuivre pour créer un courant dans la boucle.

---

[2] C'est à dire votre réponse à la question: *Comment expliquez-vous comment et pourquoi l'hypnose marche ?*

Ce courant est ici mis en évidence sur l'ampèremètre du schéma.

Selon les découvertes de la loi de Lenz en électromagnétisme,

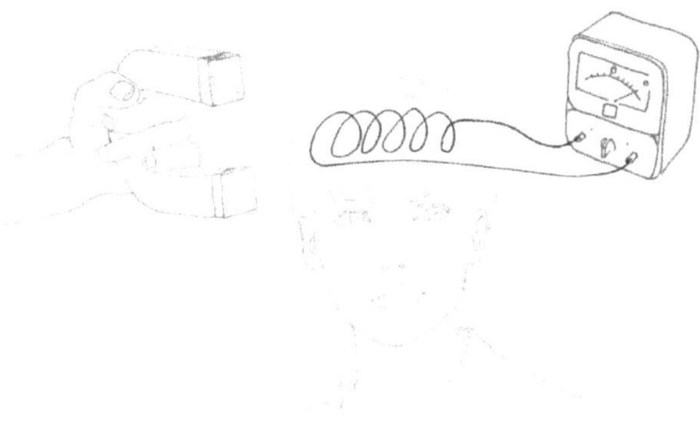

lorsque l'aimant bouge dans un sens, il se crée un courant dans le circuit et si l'aimant bouge d'une autre manière, il se crée un autre courant. Le flux magnétique à travers un circuit peut varier pour différentes raisons[3], mais sa variation génère toujours une induction génératrice de courant.

---

[3] Ce qui donne de nombreuses inductions différentes. Car chaque savant ayant travaillé sur l'électromagnétisme laisse à la postérité une induction portant son nom à l'image des grands hypnotiseurs. Ainsi pour l'induction de Lorenz: Le circuit peut se déformer ou se déplacer en présence d'un

champ magnétique permanent. Alors que dans l'induction de Neumann l'inducteur peut produire un champ magnétique variable à travers un circuit fixe ...etc. On le comprend mieux avec cette analogie, il y a de nombreuses façons d'induire ....comme l'hypnose.

Induire l'hypnose c'est simplement faciliter l'accès à l'état de transe hypnotique par différentes manœuvres visant à créer un champ hypnotique {par analogie au champ magnétique} lequel va générer un courant d'idée dans la tête du sujet.

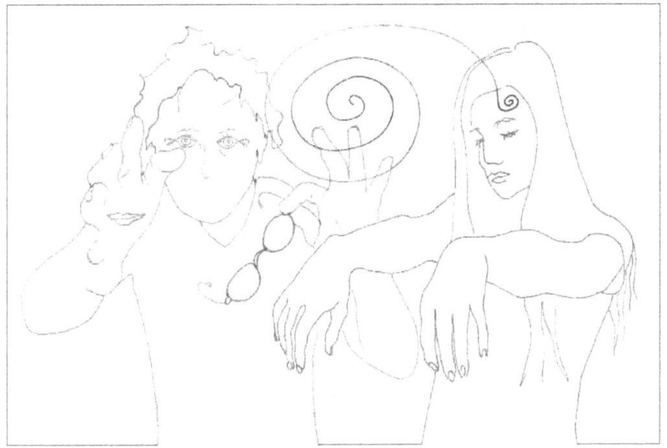

Venant en partie de l'électromagnétisme, cette mystérieuse activité invisible de l'hypnose lorsqu'elle se met en marche a fait du mot «induction» un des mots les plus important en hypnose. Ce guide part en exploration des différentes manières{voix, sons, gestes, pensées, toucher, suggestions...etc} de créer un champ hypnotique générant des courants hypnotiques dans la tête du sujet. Dans la suite, pour que chacun s'y retrouve selon sa pratique de l'hypnose {qui peuvent être parfois très différentes}, nous allons explorer des inductions très variées. C'est la raison pour laquelle nous proposons de parcourir une typologie des inductions.

Qu'est-ce que la pré-induction ?

♫— *La pré-induction[4] est plus importante que l'induction car c'est elle qui donne sa tonalité à la transe.*

Nous aurons un chapitre spécifique sur la pré-induction. Remarquez que quand on parle de pré-induction, c'est déjà un pré-supposé très fort, celui qu'il y aura une induction et donc un état d'hypnose en suivant. Pour rester dans notre métaphore de l'induction électromagnétique, ce serait parler des propriétés planétaires du magnétisme terrestre, des aimants, de la boussole qui n'est pas magique mais est simplement gouvernée par des forces invisibles et puissantes.

De l'induction la plus facile à la plus difficile

Des inductions, il en existe des milliers et vous en connaissez quelques unes, mais la cliente, à un niveau inconscient, les connaît toutes. Parmi ces inductions, il est légitime pour un débutant de se poser la question de celle qui est la plus facile.

La plus facile c'est celle que le sujet vous sert sur un plateau, celle qu'elle est prête à suivre même sans votre aide parce qu'elle a la compétence d'entrer en transe sans vous {Simplement avec votre présence bienveillante en guise de catalyseur}. Et la plus difficile c'est celle dont vous croyez qu'elle ne marchera pas, tant votre conviction, votre croyance dans la réussite est primordiale.

---

[4] Pré-induction pour les Ericksoniens et pré-talk pour les Elmaniens.

C'est toute l'importance de régler votre «intentional[5]» pour améliorer vos inductions. L'intentional peut se définir par tout ce qui n'entre pas dans la trilogie: Verbal, Non-verbal, Para-verbal.

L'intentional, c'est en somme la prophétie auto-réalisante que vous vous faites à vous même, dans votre tête, celle que vous avez posé comme cadre à la survenue de l'hypnose. Et cette dimension intérieure transparaît forcément par tous vos canaux de communication:

1. Le verbal bien sûr avec ce que vous dites.

2.Mais ce que vous dites n'a que peu d'importance par rapport à comment vous le confirmez ou l'infirmez avec vos gestes, vos attitudes {Ce qu'il est convenu d'appeler historiquement le non-verbal}et que l'on pourrait appeler le postural.

3.Par ailleurs, la manière dont vous l'exprimez, le ton, le tempo de votre voix, l'utilisation d'onomatopées, la mélodie, les silences etc.. viennent encore exprimer par le para-verbal une dimension riche, quasi invisible et particulière de vos messages envoyés vers le sujet et son inconscient.

Concrètement réfléchir à votre cadre de l'hypnose {Ce que vous proposez au sujet} et à votre référentiel de l'hypnose {Ce que vous croyez qui peut marcher, et comment cela marche}est une bonne voie pour améliorer vos inductions. Par exemple, modifiez légèrement soit votre cadre {la manière dont vous proposez l'hypnose}, ou bien votre

---

[5] Un néologisme proposé par l'auteur pour rassembler tout ce qui n'est pas de l'ordre du verbal, du non-verbal et du para-verbal. On y retrouve notamment votre conviction inébranlable d'hypnotiseur, votre cadre et ce qui se nommait «transission de pensée» au siécle dernier.

référentiel {ce que vous croyez sur l'hypnose} et vous modifierez automatiquement profondément vos inductions.

Quand commence l'induction ?

La séparation précise entre pré-induction et induction est délicate surtout dans un cadre avec plusieurs occurrences de la transe hypnotique. S'il y a par exemple plusieurs séances d'hypnose, l'induction de la séance N est incluse dans la pré-induction de la séance N+1. Pour ceux qui aiment formaliser l'induction, pourquoi ne pas se poser la question : *Est-ce que l'induction commence au moment où vous pensez à l'induction {Induction consciente} ou bien avant et comporte alors des éléments que vous mettez en œuvre inconsciemment {Induction inconsciente ?}.*

Par ailleurs, on peut aussi se demander: *Qui commence l'induction ?* Est-ce que c'est le sujet qui débute l'induction {Faisant appel à la compétence du sujet en auto-hypnose} ou l'hypnotiseur {Avec ses techniques} ?

Quand finit l'induction ?

L'émerge c'est une ou plusieurs suggestions pour aider à revenir dans l'ici et maintenant, pour sortir de l'état de transe. Mais, là encore, on peut se poser la question: *Est-ce que c'est le sujet qui termine l'induction?* Est-ce le sujet, en se secouant et en repartant dans la vie en vrai ou bien l'hypnotiseur qui suggère la ré-association en pleine forme et le retour dans la vie en vrai en profitant de la suggestibilité accrue par la transe? Dans ce tableau une place particulière est à donner à la ré-induction. {Voir infra}

Qu'est-ce que l'émerge ?

C'est une suggestion particulière qui demande expressément de passer de la transe à l'état de veille. Traditionnellement encadrée pour assurer une ré-association des parties dissociées et une réorientation spatio-temporelle. Elle peut se formuler de différentes manières:

1.Classiquement pour organiser un retour en pleine forme:
— *Et tu peux laisser passer un peu de lumière, sous les paupières, {Préparation ouverture des yeux} bouger bras et jambes {Se ré-associer} et revenir dans l'ici et maintenant {Se ré-orienter dans le lieu et dans le temps} et en pleine forme et très détendue.*
A noter le cadeau hypnotique *{Suggestion d'être en pleine forme liée au retour de transe}* qui ne mange pas de pain et mérite d'être apporté en marge d'une séance d'hypnose quelque soit son objet.
2. Mais cela peut aussi être utilisé avec une suggestion contingente à l'éveil qui par exemple, entérine un travail inconscient et le rend lié et conditionnel à l'émerge:
— *Et dès que tu as fini [travail inconscient], tu peux ouvrir les yeux, bouger bras et jambes et revenir ...*
Dans ce cas la suggestion très puissante utilisée permet de maîtriser des demandes de forme variées:
— *Dès que tu auras enregistré cette suggestion post-hypnotique {Sph}*

— Dès que tu auras effectué un travail de tri, de recherche de solution, de recherche trans-dérivationelle etc...
— Dés que tu auras [Truc], alors [émerge]etc...
3. Et dans le cas qui nous occupe pour faire des progrès en matière d'induction, cette suggestion contingente à l'émerge peut servir a améliorer les inductions à venir:
— Et dès que tu as enregistré ce chemin pour aller en hypnose rapidement à chaque fois que je te le propose en claquant des doigts comme ceci [ancrage inconscient], tu peux ouvrir les yeux, bouger bras et jambes et revenir ...
L'émerge est aussi en relation avec la ré-induction {traité au § suivant}.

Qu'est-ce que la ré-induction ?

C'est une seconde induction proposée après une émerge. Il est notoire que pratiquer une ré-induction est un moyen très efficace d'approfondissement. Ainsi une série d'inductions aboutissant à une transe suivie rapidement d'une émerge puis d'une autre induction est un moyen simple mais très efficace d'obtenir un état de transe profond et stable.

Techniquement, avec un sujet qui a déjà vécu une première induction, vous ne faites plus que des ré-inductions. La ré-induction est souvent plus rapide et plus facile que la primo-induction comme si, en fait, entrer en hypnose était un apprentissage, comme si l'inconscient connaissait mieux le chemin la seconde fois et encore mieux les fois suivantes. Vous pouvez vous servir de ce résultat pour progresser dans vos inductions:

1. En testant vos nouvelles inductions en premier lieu lors d'une ré-induction .

2. En reproduisant plusieurs fois la même induction en générant une série de ré-induction rapides pour vous entraîner. Ceci aura pour effet d'augmenter votre confiance en vous et dans l'efficacité de cette induction en particulier.

3. En suggérant des émerges partielles pour encourager la transe partielle:

— *Le corps va rester en transe et la tête sort de l'hypnose pour me raconter...*

Puis à nouveau une ré-induction:

— *Et quand je passe la main devant tes yeux, tu en profites pour retourner complètement en transe...*

Ceci afin de pratiquer des séries d'inductions puis d'émerges partielles aux fin d'approfondissement.

Dans tous les cas,,, vous gagnez à faire des ré-inductions pour progresser dans la maîtrise de vos inductions.

Qu'est-ce que la post-induction ?

Immédiatement après l'émerge {C'est à dire après le retour à l'état de veille dans l'ici et maintenant} la suggestibilité selon Weitzenhoffer[6] est maximale pendant une dizaine de minutes. Cet état que l'on pourrait appeler «post-induction» est très

---

[6] Weitzenhoffer, André M. Hypnose et suggestion. Paris: Payot, 1986.

intéressant.

Et il serait dommage de ne pas en profiter pour conclure la séance d'hypnose en rappelant certaines suggestions stratégiques. Par exemple:

➢ Rappel des suggestions post-hypnotiques, des prescriptions de tâches des processus inconscients initiées durant la séance etc...
➢ Pré-induction en anticipation pour faciliter la prochaine induction,
➢ Recadrages divers conduisant à une modification et une atténuation de la problématique etc...

En réalité, la post-induction est aussi un moyen d'améliorer vos inductions:
— Tu connais le chemin et quand il s'agira d'y retourner ce sera maintenant beaucoup plus rapide ! {En utilisant la post-induction pour la pré-induction}

<u>Chronologie des inductions</u>

— l'induction est aussi une pré-induction !

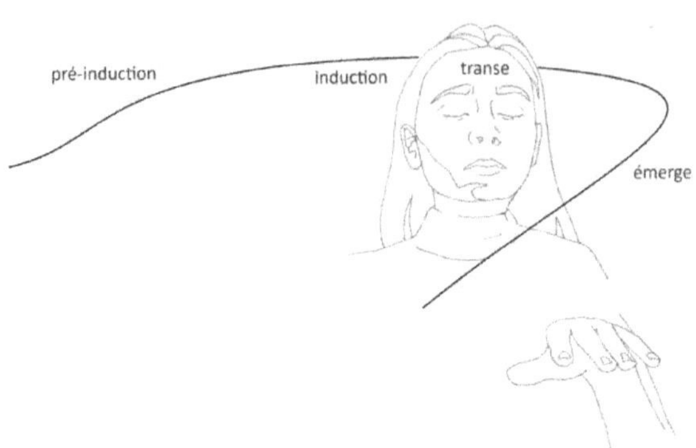

Imaginez cette cliente que vous ne voyez qu'une seule et unique fois dans votre vie et à qui vous aller induire un unique état d'hypnose. Dans ce cadre exemplaire très particulier, la chronologie est très simple car :

1) Elle ne vous a jamais vu
2) Vous vous présentez et la pré induction commence
3) Vous induisez l'hypnose
4) La séance se déroule durant la transe hypnotique
5) Vous la ramenez dans l'ici et maintenant avec l'émerge.
6) Vous discutez un peu {Car elle est toujours hautement suggestible}

Elle prend congés et vous ne la reverrez plus jamais.

Le dessin ci-dessus illustre cette situation simple mais finalement assez rare.

Voyons maintenant le cas d'une succession de séances d'hypnose où vous avez l'occasion de rencontrer plusieurs fois la personne. Les choses ne sont pas aussi simples et le schéma ci-dessous peut en éclairer la chronologie.

Vous constatez que tout ce qui est en amont de la seconde induction faite à la seconde séance constitue en fait la pré-induction de la seconde séance. C'est ainsi que la pré-

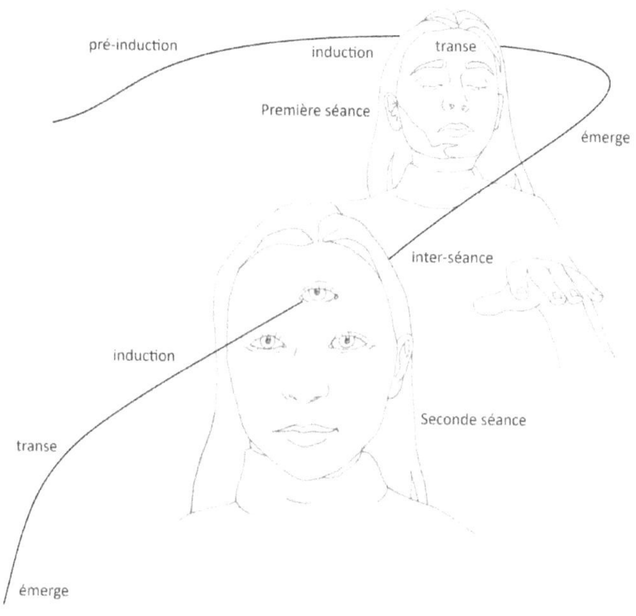

induction et l'induction de la première séance deviennent la pré-induction pour la seconde séance. Concrètement, et cela demande un peu d'anticipation, vous pouvez préparer le futur et les prochaines séances dés la première séance. De plus vous pouvez créer des outils mentaux[7] en première séance et les utiliser à nouveau en seconde séance avec une autre induction.

La première induction est aussi une pré induction pour les inductions suivantes8. Cette apparente complexité se résout plus facilement en laissant une large marge de manœuvre à vos intuitions et si vous laissez se construire votre flot de parole dès le début de la pré-induction.

Qui est compétent pour diriger l'induction ?

Lorsque deux inconscients se rencontrent, il se racontent des histoires d'inconscient! Et si le courant passe, dans le champ hypnotique le rapport est déjà établi et l'hypnose n'est pas loin. C'est la raison pour laquelle, il est assez efficace d'accepter de se mettre en transe légère pour conduire une induction et hypnotiser une cliente. La vraie question c'est:
— *S'agit-il en fait de mettre en transe ou de permettre d'atteindre la transe ou encore d'aider à aller en transe?*
Essayez de vous mettre en transe légère, par exemple suggérez vous une lévitation du bras mais conservez la tête en capacité de conduire l'induction avec une belle élocution tandis que votre bras se lève tout seul.

---

[7] Ancrages, situations métaphorique, potentiomètre de réglages, mot de réglage etc...

[8] A noter que Talmon a développé une stratégie mono séance {voir 150 Stratégie d'hypnose conversationnelle, Dunod } . dans cette situation théorique et finalement assez rare la pré-induction sera unique et l'induction aussi.

<u>Evolution des inductions</u>

Tout le début du XX siècle voit fleurir des dispositifs pour faire entrer en hypnose un sujet. Le « Radio Hypnotic Cristal » illustré ci-contre en est un exemple emblématique qui a permis à son inventeur de gagner beaucoup d'argent en vendant des cours d'hypnose et des centaines de gadgets sensés faciliter l'entrée en transe.

C'est un petit objet en aluminium comportant un pied pour le poser sur une table et du sable entre deux vitres. La focalisation sur le scintillement du sable est sensé faciliter la mise en transe. Aujourd'hui, on sait que ce type d'objet n'est absolument pas nécessaire car la fixation du regard qui participe à induction peut se faire sur n'importe quel point d'ailleurs réel ou imaginaire.

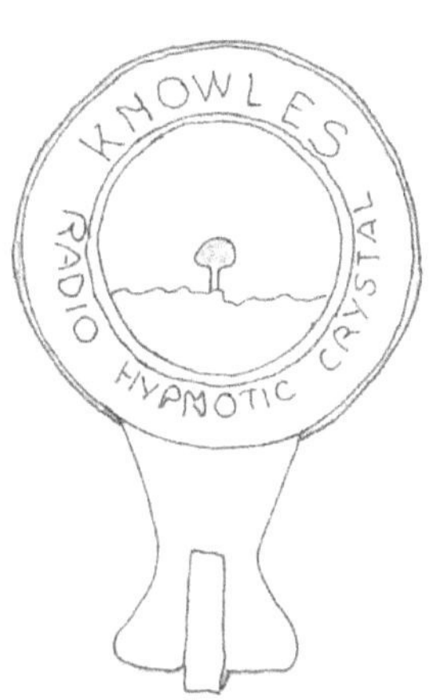

Au delà de ces gadgets, Milton Erickson propose une modernisation de l'hypnose. Dans un article publié en 1959 il clarifie ses techniques d'induction de transe et relègue l'ensemble de ces dispositifs au musée de l'hypnotisme. Il explique l'importance de l'utilisation de phénomènes idéomoteurs appartenant au sujet :

— L'essentiel dans l'utilisation des techniques idéomotrices ne réside pas dans leur complexité ou leur originalité, mais simplement dans le déclenchement d'une activité idéomotrice...comme moyen de fixer et de diriger l'attention

du sujet sur ses apprentissages et son aptitude à vivre des expériences intérieures.

Plutôt qu'un objet extérieur, l'observation du sujet et les propositions congruentes de ce qu'on peut lui proposer suffisent :

— On n'a plus besoin de dispositif extérieur pour induire la transe, penser à une boule de cristal ou un métronome s'est montré plus efficace que la présence réelle des objets. On n'a plus besoin de formules apprises par cœur, d'ordres ou d'incantation, une conversation banale qui porte sur les domaines auxquels s'intéresse naturellement le sujet est amplement efficace pour favoriser le centrage intérieur. (M Erickson)

Dès lors les mécanismes de prédilection qu'avoue utiliser Erickson sont :

- o L'évocation : pour modifier les trains de pensée,
- o La confusion : pour contourner les schémas mentaux trop rigides,
- o La surprise, mon ami John et la pantomime: pour dépasser les limitations acquises et obtenir une réaction involontaire caractéristique de la réactivité hypnotique.

— Ces techniques illustrent à quel point les suggestions indirectes et surtout les signaux minimes qui suscitent les associations propres du sujet sont les véritables fondements du savoir faire de l'hypnothérapeute.

Selon les chapelles la manière d'amener l'induction peut être différente mais conduit au même objectif qui est la transe.

Ainsi une hypnose cherchera à:

- o Pour une hypnose Elmanienne, à contourner le facteur critique pour mettre en place une communication sélective.

- o Dans le cas d'une hypnose ericksonienne à dépotentialiser le conscient,
- o En relation d'aide à faire expérimenter un mécanisme d'induction congruent avec la résolution du problème.
- o Pour l'hypnose de rue à glisser de tests de suggestibilité vers des routines ludiques
- o Et pour l'hypnose de spectacle à sélectionner les bons sujets par des tests puis les faire réagir démonstrativement.

Il est intéressant de butiner dans chaque école des mécanismes de base, des accélérateurs et divers trucs facilitateurs afin de vous les approprier pour améliorer vos inductions. Il est même possible d'utiliser un objet alors que cela n'est pas nécessaire {ex voir § induction de la feuille blanche}.

Convention de lecture

L'auteur considère que lectrice est formé à l'hypnose et connaît plusieurs inductions qu'elle pratique déjà. Ce catalogue a pour but de présenter de nouvelles inductions et surtout d'en démonter les mécanismes. Ceci afin de pouvoir en récréer de nouvelles à l'infini par hybridation, appropriations, petits glissements sémantiques et au final improvisations inconscientes ou réfléchies au cours des phases de pré-induction, d'induction et même de post-induction.

Pour parcourir ces 21 inductions hypnotiques qui sont autant de compétences de votre sujet, je vous propose la signalétique suivante pour conforter vos connaissances sur chaque inductions en décrivant sa:

<u>Nature</u> : Où se situe cette induction dans la typologie des inductions. Utilise-t-elle un phénomène hypnotique particulier ? Par qui a -t elle été inventée ? Qui la pratique de nos jours ?

<u>Pré-induction:</u> [pi] C'est en quelque sorte l'apéritif de l'induction. Le prétalk en hypnose Elmanienne ou la pré-induction[9] en ericksonienne, c'est tout ce que vous faites ou dites avant de mettre en œuvre une induction visant à mettre sous hypnose le sujet. Elle annonce la prophétie auto-réalisante et contient souvent de nombreuses suggestions indirectes. Quelle pré-induction sera facilitatrice de l'induction? A un niveau d'expert, quelle tonalité de la transe peut on choisir de programmer par une subtile pré-induction congruente avec la stratégie?

<u>Mise en scène:</u> La manière de préparer le terrain et les acteurs de l'induction. Comment créer de l'engagement, abaisser le facteur critique et initier l'apprentissage inconscient de cette entrée en transe particulière? Faut-il annoncer ce qui va se passer? La stratégie que vous comptez utiliser ?…etc

<u>Déroulement:</u> Un exemple de déroulement du scénario jusqu'à la déclaration d'hypnose. Les instructions seront notées [ins] , les suggestions [s] et les ratifications [ra] {C'est l'élément de la rhétorique qui sert pour passer d'interlocuteur à intra-locuteur}. Pour ratifier, il convient d' annoncer le moindre signe physiologique, le moindre début de

---

[9] En hypnose Elmanienne on parle de prétalk et en hypnose Ericksonienne de diverses techniques congruentes comme le saupoudrage, les anecdotes, mon ami john, voire l'hypnose conversationnelle sans transe etc….

phénomène hypnotique pour préparer l'avènement de la preuve d'hypnose et sans doute une preuve d'hypnose ph ou une déclaration d'hypnose dh.

Preuve d'hypnose: Faire sa déclaration hypnose, sans vous mettre à genoux avec des gants blancs, comme si de rien n'était, subrepticement au détour d'une phrase et participer ainsi à construire la prophétie auto-réalisante hypnotique. La preuve d'hypnose sera noté ph dans le texte.

Intention: Quelle intention porte cette induction? Lorsqu'on la regarde comme une pré induction, que contient-elle comme suggestion et que prépare-t-elle pour la suite ? C'est par exemple l'occasion de préparer un geste et sa signification pour un ancrage, d'évoquer la disparition spontanée du problème de faire une suggestion par glissement de contexte etc... Nous abordons ici la subtilité de l'hypnose ericksonienne qui prévoit, intuite, et anticipe la suite stratégique de la séance.

Dans un souci de concision, les abréviations suivantes sont utilisée dans les descriptions d'inductions.

ac — Créer l'accord.

pi — *Pré-induction.*

in — *Instructions.*

i — *Induction proprement dite.*

ra — *Ratification.*

app — *Approfondissement.*

dh — *Déclaration d'hypnose.*

ph — *Preuve d'hypnose.*

sd — *Suggérez directement.*

si — *Suggestion indirecte.*

tqp — *Laissez passer le temps qu'il faut.*

éme — *Émerge ou «retour dans l'ici et maintenant».*

[un événement , une action]

{une précision sur la rhétorique hypnotique}

TYPOLOGIE DES INDUCTIONS

Certains auteurs ont tendance à classifier les inductions en lentes ou rapides, douces ou brutales, conversationnelles ou corporelles mais cela nous est apparu plus pédagogique dans l'optique de perfectionner ses inductions, de les classer selon la nature de la demande initiale faite au sujet:
➢ pour dépotentialiser son conscient {selon Erikson}
➢ ou pour contourner le facteur critique {selon Elman}
 Ce qui permet de proposer une typologie en 12 familles suivantes :

1 Induction par Absorption

Se laisser absorber par le monde environnant comme s'absorber dans un film ou un roman passionnant est une compétence de chacun d'entre nous. Utilisez-la comme un vecteur de l'induction hypnotique. Le sujet va vers une 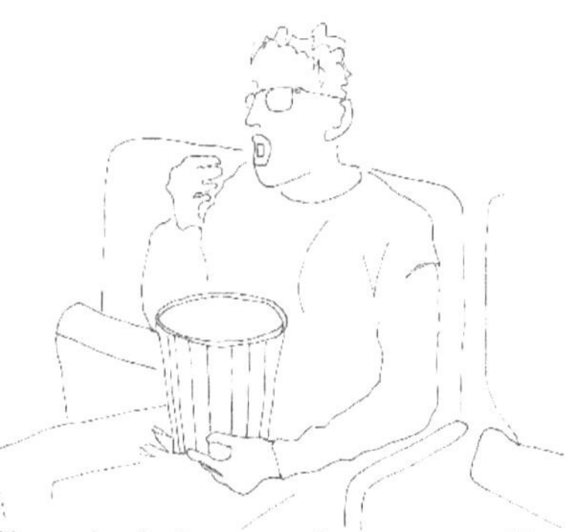 perte de conscience des détails puis de la conscience complète en rejoignant la transe hypnotique absorbé par une musique, une œuvre d'art, une rêverie etc... La vision périphérique, une monotonie sonore ou visuelle, une couleur uniforme comme dans une simple feuille blanche etc… sont des mécanismes efficaces pour absorber le sujet. Nous détaillons ci dessous un exemple emblématique d'induction utilisant principalement l'absorption dans la couleur blanche. Voir aussi une autre induction qui utilise absorption {voir § par balayage du corps} Plongeons dés maintenant dans cette induction de la feuille banche détaillée ci dessous:

Exemple □ Induction de la feuille blanche

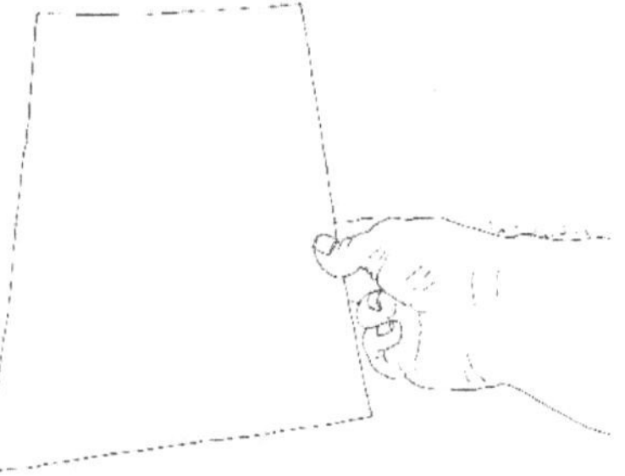

— D'après une pratique hospitalière décrite par le Dr Marc Galy.
Cette induction se pratique en présentant au sujet une feuille A4 blanche pour l'aider à se focaliser sur un point de la feuille puis à s'absorber dans le blanc de la feuille. Elle peut mener en sortie de transe à produire aisément une hallucination de mot ou de phrase lisible sur la même feuille.

Cette induction est une variante de la fixation d'un point sur un mur ou une main. Elle vise à dépotentialiser le conscient par focalisation sur un point imaginaire et conjointement à l'absorption dans la couleur blanche de la page. L'absorption est un phénomène hypnotique qui consiste à entrer dans l'entonnoir des sens et oublier tout le reste. Une induction ericksonienne commence d'ailleurs souvent par une dé-potentialisation du conscient qui utilise une absorption. Elle demande un accessoire {une feuille de papier vierge A4} , mais celui-ci est dans le bagage culturel de tout un chacun. De plus il porte au niveau symbolique la métaphore de l'écrit, de la communication et de la créativité.

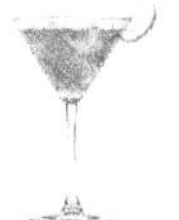 Racontez une histoire d'écrivain qui mette la page en scène:— *Devant la page blanche les écrivains cherchent le moyen d'entrer dans l'histoire.*[en montrant et en exhibant la feuille] :]— *Vous savez que l'inspiration vient souvent de la feuille blanche pour les écrivains et les poètes...*

— Vous allez simplement tenir cette feuille quelques instants avant d'entrer en transe.

Vous avez annoncé la prophétie auto-réalisante et suggéré la créativité .

 Remettez la feuille au sujet en disant :— *Tenez-la bien d'une main et cherchez un point dans la page et fixez-le* [montrez la page et pointez un endroit pour l'exemple]

— Fixez le point sur la page et prévenez-moi lorsqu'il commence à bouger ou à changer d'apparence. Un point qui va commencer à bouger tandis que les yeux peuvent rester ou vert, ou bleus ... ou fermés les deux à la fois. La feuille s'avance vers la tête. Ici la stratégie est délibérément d'annoncer ce qui va se passer ! *— Et à un certain moment mais pas tout de suite, vous entrez à intérieur de vous même et c'est très agréable.*

— Je vous regarde, prenez votre temps... {soyez permissif} ra *— Les yeux se ferment.*

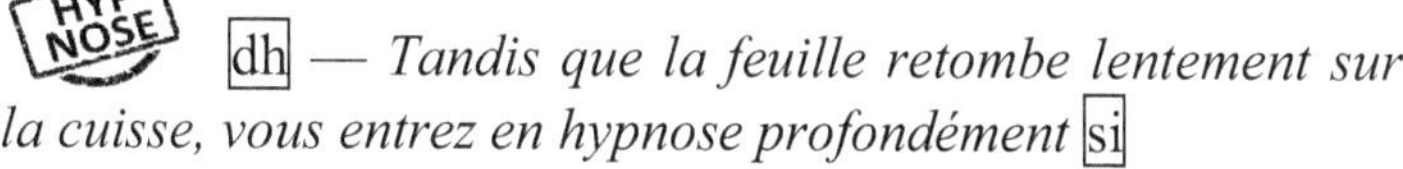 dh *— Tandis que la feuille retombe lentement sur la cuisse, vous entrez en hypnose profondément* si

— C'est agréable de voir la feuille les yeux fermés ?

— Et je ne sais pas combien de temps il vous faut pour faire un certain travail. {indiquer le type de travail mental suggéré

durant cette transe}— *Et je ne sais pas de quelle couleur le mot est écrit et dans un moment, mais pas tout de suite, vous reviendrez dans l'ici et maintenant et vous pourrez me lire le mot ou la phrase que vous lisez sur le papier.* {possibilité de suggérer une hallucination subordonnée à la sortie de transe}

Vous voulez préparer un sujet à vivre sans crainte une opération chirurgicale, l'absorption est une bonne voie pour aller vers une séparation du mental et du corps durant l'intervention. Vous voulez démontrer les différentes compétences de concentration mentale? L'absorption en est une ! {avec la focalisation}

Résumé de la technique :

|ac| — *Souriez.*

|pi| — *Racontez l'anecdote sur la feuille blanche.*

|in| — *Présentez la feuille et comment la tenir.*

|in| — *Annoncez la prophétie {Dans quelques instants la feuille s'approche...}.*

|i| — *Accompagnez et suggérez.*

|ra| — *Ratifiez et approfondissez l'hypnose.*

|sd| — *Suggérez un travail mental.*

|sd| — *Suggestion du mot halluciné.*

|éme| — *Émerge avec résultat hallucinatoire.*

Réglez votre intentional sur la feuille que vous tendez au sujet jusque dans la transe. En lui présentant la feuille regardez aussi votre côté de la feuille et laissez vous absorber dans une mise en abyme en lui demandant de se laisser absorber . {Ce

> faisant, vous utilisez un effet très puissant des neurones miroirs très hypnotiques}.

2 Induction par Choc

C'est un événement extérieur ayant provoqué une sidération par exemple dans le cas d'un accident de voiture accident etc... ou bien un choc culturel de bienséance {Provocation, ambiguïté, mot déplacé etc}

Cela peut aussi être un léger choc comme une pichenette de l'index sur la nuque, un claquement de doigt à côté du visage, un tirage en avant de la main ou bien un choc auditif comme dans l'exemple ci dessous:

Exemple □ Induction des verres de cristal

— Une induction essayée un jour ou l'on sablait le champagne et adoptée depuis par l'auteur. C'est aussi un hommage à la salpêtrière. Le grand Charcot faisait des leçons d'hypnose sur des hystériques que ses assistants hypnotisaient par pression prolongée sur les globes oculaires[10], en les soumettant à des chutes surprises[11], en usant d'un diapason ou de bruit intense et soudain. C'est cette possibilité d'hypnose par le bruit qui est exploitée dans cette induction.{et si vous ne trouvez plus votre diapason ?}

---

[10] Il est recommandé de ne pas essayer, les yeux sont dans la tête mais sont aussi de fragiles petits organes trés précieux.

[11] Comme dans la crise mesmérique {voir le Grand livre des hypnose , Dunod} où la chute est le déclencheur de l'induction de l'hypnose globale du corps.

Je n'avais pas de diapason sous la main, mais deux verres en cristal qui ne demandaient qu'à s'entrechoquer avec une belle note pure. Cette induction est superbe par ce qu'elle propose d'expérimenter au sujet. Elle lui donne une grande confiance en sa capacité à aller en hypnose. Elle démontre le temps d'un bruit cristallin ses capacités à se placer en transe quasi instantanément. C'est le bruit des verres en cristal entrechoqués qui provoque un choc sonore et qui est le déclencheur de l'induction.

Racontez la prophétie auto-réalisante suivante :

— Vous allez aller en transe en accompagnant la vibration de ce diapason improvisé. {Ici c'est une stratégie annoncée}

Et en pi une anecdote sur la salpêtrière: *L'hypnose n'a pas toujours été ericksonienne, au 19siécle on pratiquait une hypnose directe avec un diapason dont la vibration faisait entrer en hypnose et en un instant.*[en mimant le geste de taper un diapason avec un petit marteau]

ins*— Installez vous le plus confortablement possible* si *faites de même en vous déplaçant sur votre siège pour rejoindre une position plus confortable.*] {Cette suggestion non verbale provoque le début du relâchement qui va favoriser l'entrée en hypnose}

— Dans quelques instants, mais pas tout de suite, je vais choquer ces verres en cristal

et vous irez en hypnose en suivant le son particulier. Ici la stratégie est délibérément d'annoncer ce qui va se passer en suggérant !

— Pas encore.. pas...{Sic}maintenant gardez les yeux encore ouvert et regardez les verres. Je ne tape pas encore, attention, attention... {faites vous attendre}

ra *— Attention.....bing... [cognez vos verres et fermez en même temps mes yeux pour suggérer la fermeture des yeux]*

dh *— le bras est bloqué,* si *tandis que les yeux sont fermés...*

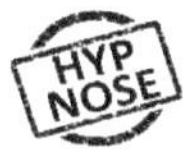

— C'est agréable de plonger comme ceci ? de suivre la vibration ? Vous êtes en hypnose, n'est ce pas ?

Vous avez détecté un sujet sensible au son, un musicien, un mélomane ...etc. Si vous lui faites essayer cette induction, ce sera facile ensuite de lui permettre d'approfondir l'hypnose rapidement: app *— Et vous pouvez même approfondir comme ceci* [Vous frappez encore les verres : Bing]? *Et encore plus profond* [Vous frappez à nouveau les verres : Bing et vous les déplacez sous chaque oreille]

Résumé de la technique :

ac *— souriez*

pi *—racontez l'anecdote sur la salpêtrière*

in *— montrez les verres*

in *—posez l'attente (dans quelques instants...)*

> ⌐i⌐ — *faites encore attendre*
> ⌐i⌐ —*choquez les verres en fermant les yeux*
> ⌐sd⌐ —*rouvrez les et ratifiez la transe*
> ⌐app⌐ —*puis approfondissez l'hypnose*
> *Réglez l'intentional sur la transmission de pensée du désir de suivre le son et sa vibration jusque dans la transe. C'est la pré-induction qui est votre plus gros travail, pour 99% de l'induction ensuite la structure moléculaire des verres apporte en 1% la conclusion.*

3 Induction par Focalisation

Fixer un point, écouter un métronome, observer un doigt qui bouge, prendre conscience de son rythme de respiration....

La focalisation c'est entrer dans l'entonnoir des sens et spécialiser sa collecte d'information autour d'un seul objet. C'est cet horloger qui se focalise sur une petite vis bloquée, il ne voit plus qu'elle. Il va se focaliser sur son travail, sur son problème qui devient le centre de son attention visuelle, auditive, tactile si bien qu'il n'entend pas sa femme qui l'appelle pour le dîner.

En transe, il n'entend plus que cette vis et si en la manipulant elle saute malencontreusement sur la table, il retrouve son emplacement à

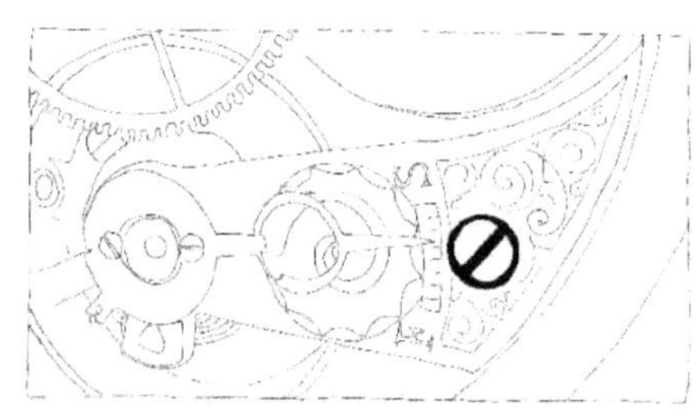

l'oreille au bruit particulier quelle a fait en atterrissant dans le désordre de l'établi.

La fixation de l'attention ou focalisation sur quelque chose c'est une des premières étapes de la transe hypnotique selon Ernest Rossi qui a notamment travaillé à modéliser[12] le travail de Milton Erickson. Suggérer une focalisation est commun à de multiples stratégies inductives classiques. Remarquez que cette focalisation pourrait aussi être illustrée par le focus sur un mouvement {voir § la micro danse}.

 Suggérez simplement la fixation du regard puis sa focalisation sur un point, voyons pour cela ci-dessous l'induction du point sur le poing:

Exemple □ Induction du point sur le poing

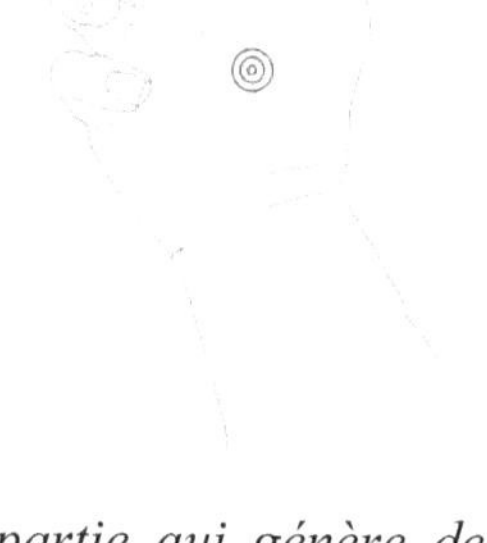

— Une induction préférée de l'auteur glanée sur un très vieux livre d'hypnose. Cette induction se pratique en rapprochant le désir d'obtenir quelque chose par l'hypnose et la volonté de fermer le poing bien serré. Ensuite, il n'y a plus rien à faire parce que c'est la partie qui génère des mouvements automatiques qui agit seule et induit l'hypnose.

---

[12] La micro dynamique de l'induction de transe et de la suggestion
1) Fixation de l'attention (ie. focalisation)
2) Désactivation des cadres conscients,
3) Recherche inconsciente
4) Processus inconscients
5) Réponse hypnotique

Cette induction est une variante de la fixation d'un point sur un mur mais elle met en œuvre le point et la main du sujet . Et si les yeux sont les miroirs de l'âme, la main est probablement la pince ou la clé à molette de l'âme. C'est la raison pour laquelle on gagne à la faire intervenir dans les inductions hypnotiques.

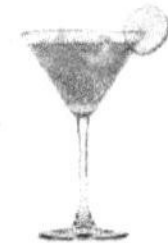 Racontez une histoire de main qui rêve:
— As-tu déjà vu un chaton qui rêve qu'il attrape une souris et sa patte qui donne des petits mouvements en dormant.[en mimant le geste du chaton] :

— Vous savez que les mains sont très importantes dans la tête...c'est un point important qui est prouvé en neurosciences avec la carte du cerveau en relation avec les zones du corps.

—Attention, Vous allez simplement me montrer votre force et votre détermination en serrant un poing.

Demandez au sujet de serrer le poing aussi fort qu'il désire obtenir quelque chose. Par exemple :

— Serre le poing aussi fort que tu veux vivre un état d'hypnose.

Et travailler un peu l'énergie en mettant en doute la force employée:

— Plus fort, tu dois pouvoir serrer plus fort ... encore plus fort..

Puis installer un pattern à partir d'une détente :

— Et maintenant d'un seul coup arrête de serrer et détend le poing.Mais ne bouge pas, juste détend...

Recommencer une ou deux fois et laisser le pattern(tension/détente) s'installer :

Puis suggérer un mouvement automatique des doigts :

— Et maintenant on va voir de petits mouvements automatiques {suggérer puis ratifier} et c'est le pouce qui

commence. Et tu imagines que le poing se ferme en fixant toujours le point sur le poing {confusion}

Attendre un peu que le sujet se fatigue puis stopper le mouvement :

— Et maintenant arrête, ne fais plus rien.....mais juste imagine que le poing se ferme, tout en regardant le point sur le poing ouvert.

Surprise ! les doigts commencent à bouger tout seuls et ferment le poing :

— Et tu peux observer le mouvement qui se fait tout seul, observe comment tu peux fixer le point le poing fermé même les yeux fermés.{suggestion de fermeture des paupières}

— C'est agréable d'être au point avec cette transe ?

— Et tandis que le poing se ferme, je ne sais pas combien de temps il faut pour faire un certain travail. {indiquer le type de travail mental suggéré durant cette transe}

Vous voulez préparer un sujet à vivre une introspection tout en découvrant les petits mouvements automatiques que son corps est capable de faire.{avec la focalisation}. Vous voulez qu'il approfondisse tout seul son hypnose en regardant son poing. Plus facile à engager qu'une lévitation, les petits mouvements des doigts sont aisé à suggérer et tout aussi impressionnant.

Résumé de la technique :

ac — *souriez*

---

pi —*racontez l'anecdote sur le chat qui rêve et sa patte qui bouge.*

in — *proposez de fermer le poing*

in — *puis de détendre complètement la main*

i — *demandez à nouveau de serrer le poing très fort*

i — *puis de détendre complètement la main*

i — *et de simplement imaginer le poing qui se ferme sans rien faire.*

sd —suggérez de petits mouvements

ra —puis *ratifiez-les et approfondissez l'hypnose*

éme —émerge avec suggestion de détente

4   Induction par l'ennui

C'est provoquer une fuite vers la transe par un discours ennuyeux , un pattern long et fastidieux qui parait fatiguant sans évolution et interminable est proposé assorti de suggestions indirectes d'entrée en transe:

— *Dans un moment mais vous ne savez pas quand vous entrez en transe .*

Ajoutez la prophétie — *Ce sera ennuyeux!* Par exemple: — *Cela peut durer une heure comme partir en quelques*

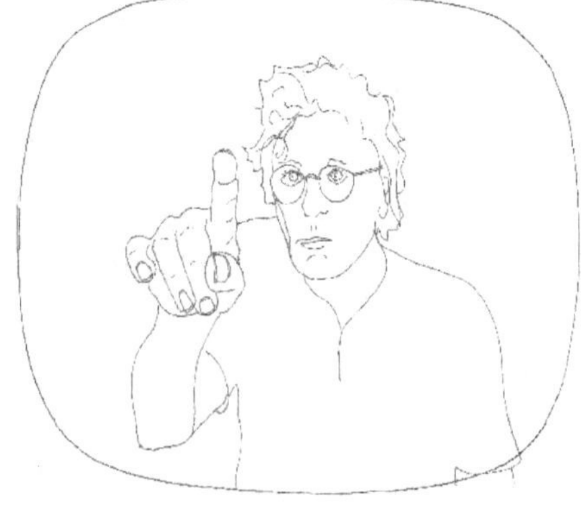

minutes......{Suggestion indirecte d'une durée courte}.
C'est une induction qui peut utiliser:
- ✧ Une lecture ennuyeuse d'un article de philosophie,
- ✧ Ou l'induction de l'écran cathodique ci dessous:

(écran cathodique, lecture ennuyeuse etc....)

Exemple □Induction de l'écran cathodique

— Une induction créée par l'auteur qui utilise l'ennui et qui donne au sujet le pouvoir de choisir le moment d'entrer en transe. L'effet est souvent très rapide surtout en ré-induction car elle bénéficie de la fatigue corporelle {bras en l'air} et mentale {Combien de temps cela peut-il durer?} pour accélérer l'entrée en transe.

Cette induction est superbe en séance en guise de ré-induction lorsque une première induction a déjà été réalisée parce quelle est très respectueuse et donne le pouvoir sans le prendre. Elle demande de manifester une absolue confiance en soi et une foi inébranlable dans la capacité du client à provoquer sa transe sur commande.

Racontez le fonctionnement d'un téléviseur à écran cathodique :— *Vous savez les anciens téléviseurs à écran cathodique avaient 625 lignes et c'est le point lumineux variable d'intensité qui parcourt ces lignes pour fabriquer l'image.*[en montrant le parcours avec votre index tendu vers le client] :— *Vous allez simplement parcourir ces lignes et rencontrer des points d'hypnose différents, et il y a un endroit où vous allez entrer en transe très profondément.Vous ne savez pas où est ce point, mais votre inconscient le sait lui. Alors, le bras se fige sur un point et les yeux se ferment instantanément...*

Vous avez annoncé la prophétie auto-réalisante et placé par ailleurs les suggestions indirectes {ici catalepsie du bras et des paupières}

Cette induction vous apporte une transe cataleptique du bras que vous pouvez de suite enchaîner avec un isomorphisme {et pendant que le bras descend …*tout autre processus s'active…*}

— Tenez juste le bras comme ceci [montrez le geste et suggérez par l'exemple]

— Bougez le bras lentement |i| *et laissez votre inconscient sentir le flux et chercher le bon point .* [si]*Un point de bon retour … en transe.* Ici la stratégie est délibérément d'annoncer ce qui va se passer !
— Je vous regarde, il suffit d'attendre… Parfois c'est assez long et fatiguant {amplifiez le coté ennuyeux qui accélère l'entrée en transe}
|ra| *— Le bras bouge lentement .*
|dh| *— le bras est bloqué,* |si| *tandis que les yeux sont fermes…*

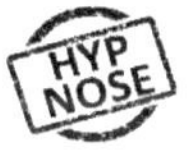

— C'est agréable de ne pas pouvoir bouger le bras ?
Vous êtes en hypnose, n'est ce pas ?

Pour utiliser avec une cliente pour qui la gestuelle et la notion d'écran sont importantes. {Avec une instruction très fastidieuse qui appelle l'ennui}. L'instruction donnée est si fatigante qu'elle pousse à abandonner et entrer en transe très rapidement.

Résumé de la technique :

ac — *Souriez*

Si — Énoncer *la prophétie auto-réalisante*

sd — *Tendez le bras et l'index* {Catalepsie du bras }

> in — *Recherchez un point que vous ne connaissez pas*
>
> tqp — *Attendre et observer*
>
> ra — *Ratifier le mouvement lent*
>
> tqp — *Attendre un signe de fatigue et l'arrêt du mouvement du bras*
>
> dh — *Vous entrez en hypnose de plus en plus profondément.*
>
> si — *Embrayer sur le reste de la séance*

5 Induction par production ou évocation d'un phénomène hypnotique

Il y a ce chiasme entre l'hypnose et l'effet de l'hypnose, car parler d'hypnose amène l'hypnose. Et par exemple :

Les phénomènes hypnotiques produisent l'hypnose

L'hypnose produit des phénomènes hypnotiques.

Si bien que suggérer et susciter un phénomène hypnotique est une famille d'induction très riche. La simple évocation d'un phénomène constitue d'ailleurs un *moyen de fixer et de diriger l'attention du sujet sur son aptitude à vivre des expériences intérieures.*

(catalepsie du bras, doigt collés, lévitation de la main …)

Lévitation

Catalepsie

Anesthésie.

Exemple □ Induction par lévitation de la jambe

— Une induction qui utilise un phénomène hypnotique de lévitation de la jambe. Très efficace pour induire l'hypnose pour tout ce qui concerne le sport {coaching sportif, kiné médecine etc...} La lévitation de la jambe est chaque fois une véritable surprise pour le client, elle exprime la présence de l'inconscient avec une grande force musculaire. Nombreux clients évoquent la sensation d'une main qui leur soulève

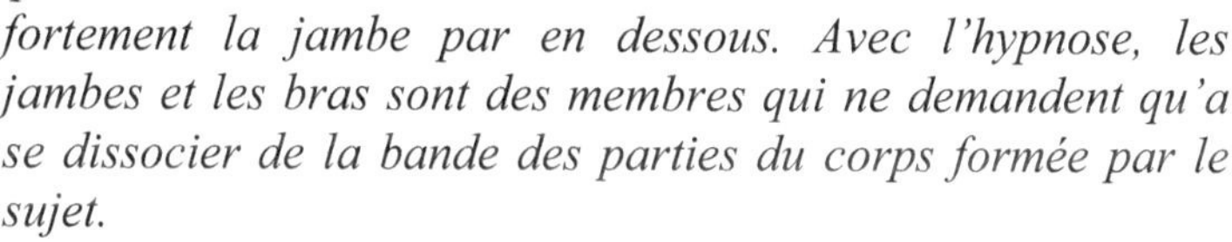

fortement la jambe par en dessous. Avec l'hypnose, les jambes et les bras sont des membres qui ne demandent qu'a se dissocier de la bande des parties du corps formée par le sujet.

L'expérience de la jambe qui rêve et se soulève seule est étonnante pour ceux qui n'ont jamais pratiqué l'hypnose. Il s'agit de mouvements idéomoteurs donc inconscients et qui peuvent cependant être suggérés. Le mouvement involontaire de la jambe provoque son élévation. En somme lorsque la jambe monte doucement c'est une catalepsie, une tonicité musculaire particulière très légèrement déséquilibrée vers le plafond.

— Et je ne sais pas si la jambe monte ou seulement le pied...[confusion]

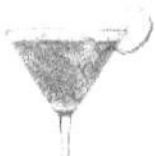

A l'approche du sujet, souriez et proposez lui de commencer la séance en se se reposant quelques minutes dans le canapé ou sur la table de massage {pour un kiné} . Signalez l'occasion pour une expérience étonnante. [Créez de l'attente]... — *Vous n'avez rien contre quelques minutes de repos ?...*[Obtenez l'adhésion]

identifiez une jambe en particulier et faites quelques passes magnétiques sur toute sa longueur sans rien dire. Calibrez le client et son étonnement.

Le sujet est installé sur le dos :

— *Vous pouvez aussi vous détendre, si vous le désirez .... Pour cet exercice de repos, vous n'avez rien à faire ... consciemment... laissez faire votre jambe* [faites quelques passes magnétiques qui suggèrent par la gestuelle l'envol de la jambe].

ra Dès que la jambe s'élève, ratifiez au client :

— *Continuez à ne rien faire, la jambe monte...*

A ce stade vous pouvez placer en ajout aux passes magnétiques une technique de suggestion verbale : ra — *Et tandis que la jambe monte .... Vous vous relâchez deux fois plus ....*

ph — *et la jambe est de plus en plus haut, elle monte, elle est forte ....Est-ce que votre jambe est en hypnose ?* :

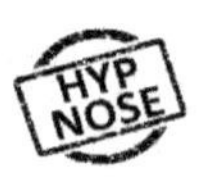

Vous voulez préparer un sujet à vivre une hypnose du corps ancrée dans les muscles et dans son squelette avec les fascias.{Avec la mise en œuvre inconscientes de groupe de muscles puissants}. pour les sportifs qui ont des demandes de performance et de puissance.

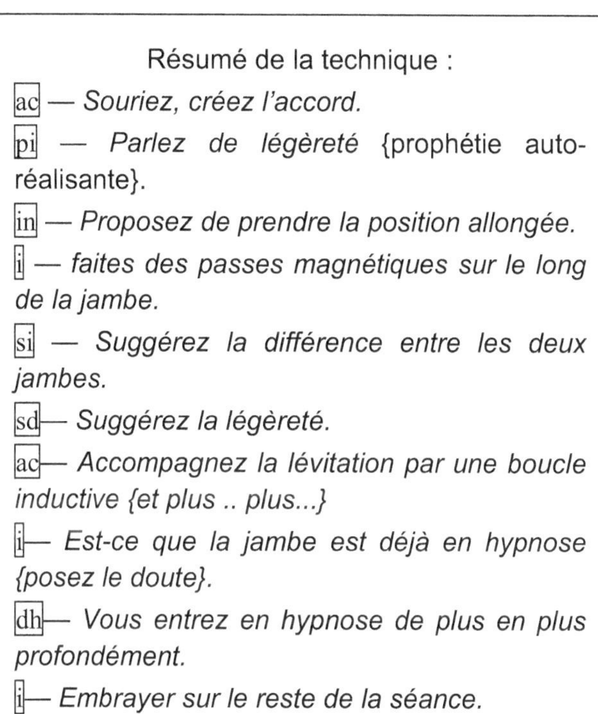

Résumé de la technique :

[ac] — *Souriez, créez l'accord.*

[pi] — *Parlez de légèreté {prophétie auto-réalisante}.*

[in] — *Proposez de prendre la position allongée.*

[i] — *faites des passes magnétiques sur le long de la jambe.*

[si] — *Suggérez la différence entre les deux jambes.*

[sd] — *Suggérez la légèreté.*

[ac] — *Accompagnez la lévitation par une boucle inductive {et plus .. plus...}*

[i] — *Est-ce que la jambe est déjà en hypnose {posez le doute}.*

[dh] — *Vous entrez en hypnose de plus en plus profondément.*

[i] — *Embrayer sur le reste de la séance.*

6 Induction par Interruption de pattern

C'est provoquer un instant de grande suggestibilité par interruption d'un pattern, et d'en profiter pour glisser la suggestion d'entrée en transe souvent par la métaphore du sommeil. —[sd] *Dors...*—[sd] *Dors profondément!.*

Le pattern peut être un pattern existant (comme serrer un main) ou un pattern que l'on a construit pour l'occasion

(proposer de faire tourner la main avec un petit caillou blanc).

(interruption de pattern + suggestion directe « Dors »)

    ◇ Poignée de main d'Elman

    ◇ Poignée de main de Bandler

    ◇ Poignée de main Erickson comme décrite ci dessous:

Exemple □ *Induction par poignée de main (Erickson)*

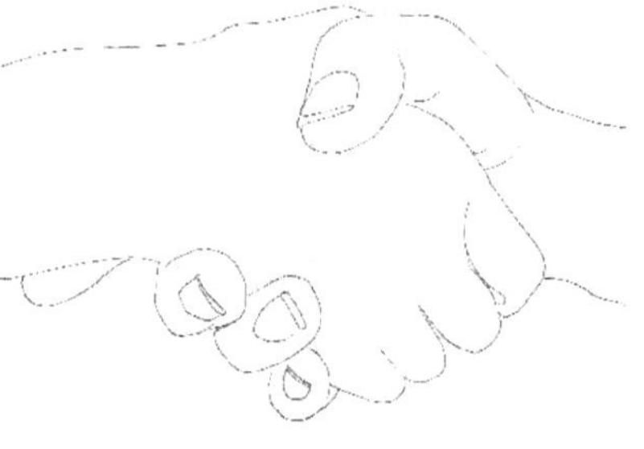

— Une induction crée par Milton Erickson et reprise à leur manière toutes différentes par Dave Elman et Richard Bandler pour utiliser ce réflexe acquis lorsqu'on vous tend la main ; cet automatisme de la saisir et de la serrer en guise de salut pacifique. La prise de contrôle inconsciente de la main est très efficace, si les yeux sont le miroir de l'âme la main est comme qui dirait sa pince universelle ou parfois sa clé à molette !

Milton Erickson était passé maître dans l'art d'utiliser cette convention sociale, ce pattern quasiment universel pour induire une transe. Si bien que ses interlocuteurs préféraient ne pas lui serrer la main. Son induction fétiche utilise la prolongation de pattern, mais surtout le toucher ambigü et le regard défocalisé. Pour cette induction, les phénomènes hypnotiques suscités par une approche non verbale sont la catalepsie, la lévitation, la fixité du regard complétées par des propos de confusion en hypnose conversationnelle. Les inductions développées par Dave Elman et Richard Bandler qui utilisent plutôt l'interruption de pattern seront détaillées en variantes.

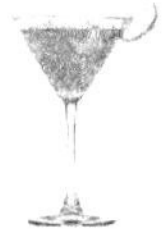 A l'approche du sujet, souriez et forgez votre intention de vous synchroniser sur sa respiration puis tendez la main normalement pour déclencher cette convention sociale. Ensuite utilisez la poignée de main comme cadre de l'induction.

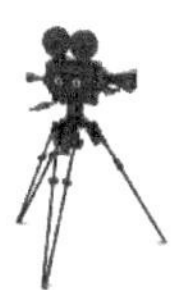 Lancez juste votre bras comme pour une poignée de main normale. En préparant un discours un peu compliqué, confus ou à double sens porteur d'un signal faible: — *On se dit bonjour pas encore bonne nuit* [Montrez le geste et suggérez par l'exemple] Commencez à dé-focaliser votre regard, profitez de cette convention de la poignée de main qui vous permet de regarder dans les yeux et utiliser votre regard magnétique.

 A l'approche du sujet, tendez la main normalement et serrez sa main comme à l'ordinaire, cependant gardez la serrée un peu plus longtemps que d'habitude. Pendant ce temps parlez d'autre chose et préparez une remarque indécidable ou porteuse de confusion :— *Bonjour, Bonjour, ou pouvons-nous dire bonne nuit après 17 heures?* En continuant de serrer la main dé-focalisez votre regard par exemple en regardant un point sur le mur derrière votre sujet, ou bien en fixant un point à l'intérieur de sa boite crânienne.

[ce qui suit sera sous l'égide du toucher ambigu]

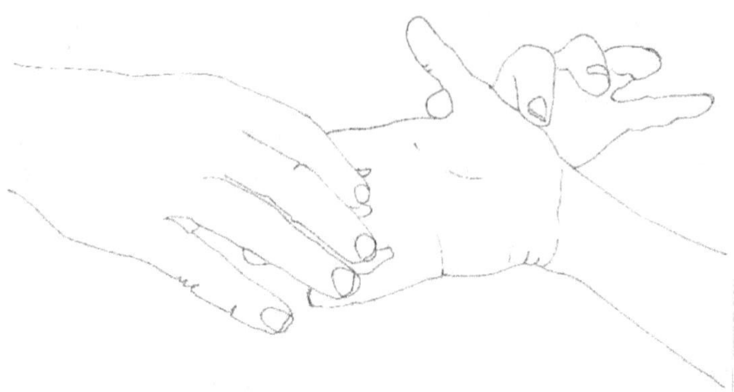

Relâchez enfin la main mais pas complètement, arrangez-vous pour conserver un toucher ambigu lors du relâchement par exemple avec un doigt qui continue à toucher la paume de la main et qui est relayé par un autre doigt lorsqu'enfin il se détache de la paume si bien que l'information de «fin de handsacking» n'est jamais transmise au cerveau à cause de l'ambiguïté du toucher.

Ensuite lorsque ce début de catalepsie est installé par ambiguïté de différents points de contact sur la main, avec votre main gauche vous pouvez aller à la rencontre de la main du sujet et la toucher par en dessous {pour susciter une catalepsie } ou bien, éventuellement lui communiquer un léger mouvement ascendant pour susciter une lévitation . Avec le regard soyez congruent en regardant vers le haut pour suggérer la lévitation et lorsque la lévitation débute, vous pouvez fermer les yeux une première fois brièvement, puis une seconde fois un peu plus longuement et enfin une troisième fois pour être accompagné par les paupières du sujet qui peuvent se fermer sur cette suggestion kinesthésique.

A ce stade vous pouvez placer en ajout à la technique une suggestion verbale : ra — *Et tandis que le bras monte* — ou bien —dh *Et lorsque le bras touche la tête vous entrez en transe profonde —*

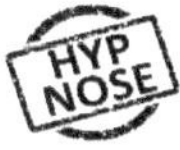 Par la suite vous pouvez enchaîner avec un isomorphisme : — *Et pendant que le bras descend ...tout autre processus s'active...*

Vous voulez surprendre un sujet et lui proposer une hypnose rapide.{avec un geste ordinaire de la vie courante}.

Résumé de la technique :

ac — *Souriez*

in — *Puis tendez la main et prenez celle du sujet*

in — *Gardez-la sérrée* {Catalepsie du bras }

si — Dé-focaliser *votre regard*

si — *Avoir un propos confusionant*

sd — *Lâcher la main en conservant un toucher ambigu*

si — *Changer de point de contact (un autre doigt)*

si — *Toucher avec la main gauche et suggérer une lévitation*

sd — *Suggérer une lévitation avec le regard*

sd — *Suggérer la fermeture de paupières avec le regard*

dh — *Vous entrez en hypnose de plus en plus profondément.*

> sd — *Embrayer sur le reste de la séance*

7 Induction par imagination

— *L'hypnose c'est l'imagination* : disait Pierre Janet. Et il faut bien reconnaître que l'imagination est un des moteurs de l'hypnose. Et le langage qui est aux postes de commande de l'imagination permet toutes les fantaisies en rêve ou même en littérature.

  ✧ Pour induire l'hypnose, l'imagination peut être sollicitée pour un rappel de souvenirs, un paysage, une promenade, des sensations agréables...

  ✧ Faire imaginer la transe: — *c'est comment ?*

  ✧ Utiliser l' automatic imagination model[13]

Ou bien comme pour l'induction ci dessous qui suscite une imagination planétaire et une prise de conscience de la place du sujet dans l'univers.

Exemple □ d'induction par conscience inter-planétaire

— *D'après une induction utilisant la perception de l'univers en rotation[14].*

---

[13] Voir article décrivant l'utiisation de l'imagination pour alller vers l'hypnose. https://fr.scribd.com/document/513820663/Automatic-Imagination-Model

[14] Décrite dans Bioy, Antoine, et Daniel Goldschmidt. Comprendre et maîtriser l'hypnose profonde. Les ateliers du praticien. Malakoff: Dunod, 2022.

Cette induction se pratique en augmentant la conscience du mouvement planétaire dont nous ne sommes naturellement pas conscients mais qui peut devenir subjectivement perceptible. Elle peut utiliser les mêmes ressorts qu'une induction humaniste.

Sur le plan de l'imagination, cette induction est une variante du travelling arrière au cinéma pour agrandir le champ de la perception. C'est une peu selon Roustang aller vers la perceptude. Elle utilise l'introspection corporelle de la recherche d'une perception pour amener la transe.

Racontez l'histoire du pendule de Foucault qui a mis en évidence la rotation de la Terre avec une expérience simplissime:

— C'est un simple câble en acier pendu dans une haute tour avec une grosse masse en plomb qui constitue un pendule. L'expérience se complète d'un ou deux tas de sable dans lequel le pendule va laisser une trace. On lance le pendule avec délicatesse et il se met à osciller dans la tour... Au bout de quelques instants il dévie de sa course et trace une autre ligne sur le sable ce qui prouve que la terre tourne et permet de le voir, de le concrétiser, de le ressentir...
[en mimant un mouvement de balancier avec le bras]
Vous avez annoncé la prophétie auto-réalisante et suggéré l'intérêt d'observer même ce qui peut être un signal faible. Vous pouvez suggérer dans ce sens avec une anecdote sur les bambou qui contient la suggestion de la possibilité de voir, de percevoir l'invisible:

— Au Vietnam, il y a des bambous qui poussent très vite, on peut les voir bouger comme on peut aussi voir l'aiguille des minutes avancer lentement lorsque on se pose en observateur

patient devant l'horloge. Certains moines en font un sujet de méditation et regardent les bambous pousser.

 *— Maintenant, je souhaite que vous preniez conscience de votre présence et cette présence sur la planète Terre.* Il est bon de rappeler que nous sommes sur la terre et que la terre tourne et nous tournons avec elle. Par exemple, le soir lorsque vous regardez un coucher de soleil, le soleil est fixe mais nous tombons en arrière tous ensemble sans nous en apercevoir ce qui fait que le soleil disparaît dans le romantisme.

— Je vous engage à prendre conscience que nous tournons avec la planète. Cela se voit au bout de quelques minutes dans l'expérience du pendule de Foucault cela peut se sentir si vous prêtez attention au lent basculement du sol vers le soleil levant. Prenez place, voici la bonne direction [vous corrigez la posture en direction du levant].

— Cela se voit lorsque vous observez un coucher du soleil qui disparaît parce que la planète bascule. Quoi qu'il en soit , vous pouvez ressentir le mouvement de la planète et vous pouvez aussi vous concentrer sur le mouvement de la terre qui tourne autour du soleil en une année. Vous avez d'ailleurs fait autant de fois le tour du soleil que vous avez eu d'anniversaires. Et si vous vous laissez flotter comme le soleil qui bouge dans la galaxie et la galaxie qui remonte dans la voie lactée vous pouvez à un certain moment sentir votre bras qui flotte .

Prendre conscience de quelque chose qui n'est pas ou très peu perceptible est fortement générateur d'introspection.{A la limite de l'hallucination}.

Prenez le temps de calibrer les effets de cette induction avant de poser votre preuve d'hypnose.

— Elle tourne... {Confusion:la terre, la tête ?}

ra — *Et pourtant elle tourne si régulièrement.*
dh — *Et* tandis *que le bras tourne un peu moins vite que la terre...* si

— *C'est agréable le bras qui flotte ?*

— *Bien en équilibre sur les deux jambes.* {Suggestion de la présence du mouvement lent par la nécessité de l'équilibre}

Vous voulez utiliser le déséquilibre du sujet pour proposer une chute en arrière ou même entrer dans une hypnose globale, à horizon planétaire {En flirtant avec l'hypnose humaniste}.

Résumé de la technique :

ac — *Souriez*

pi —*Racontez l'anecdote sur le pendule de Foucault*

pi — *Présentez la position des humains sur la Terre et de la Terre dans l'univers*

in —*Annoncez la prophétie (Dans quelques instants vous allez sentir ce que l'on ne peut pas sentir...)*

i — *Accompagnez et suggérez la recherche du mouvement, de la la perception à la sensation et sa focalisation.*

i —*Calibrez la montée de la sensation*

ra —*Ratifiez et approfondissez l'hypnose*

sd —*Suggérez un travail mental*

éme —*Émerge*

Réglez votre intentional sur la sensation de basculement de la terre que vous vivez aussi pour accompagner le sujet jusque dans la transe. {Ce faisant, vous utilisez un effet de transmission de pensée très hypnotique}.

8 Induction par saturation

On l'obtient avec l'instruction d'utiliser plusieurs sens à la fois, de mobiliser un ou plusieurs processus de plus en plus compliqué jusqu'à ce que la conscience du sujet craque devant la complexité et se réfugie dans la transe. On peut citer la célèbre spirale sensorielle crée et documentée par Elisabeth Erickson. Ou bien prendre pour exemple l'induction de Kappa décrite ci dessous:

Exemple □ Induction de John Kappa

— Kappa est un hypnotiseur américain (1925-2002) fondateur de l'organisation à but non lucratif : the Hypnosis Motivation Institute (HMI) qui agit pour la promotion de l'hypnothérapie aux USA . Son induction est très corporelle car elle demande au sujet d'écouter et de sentir 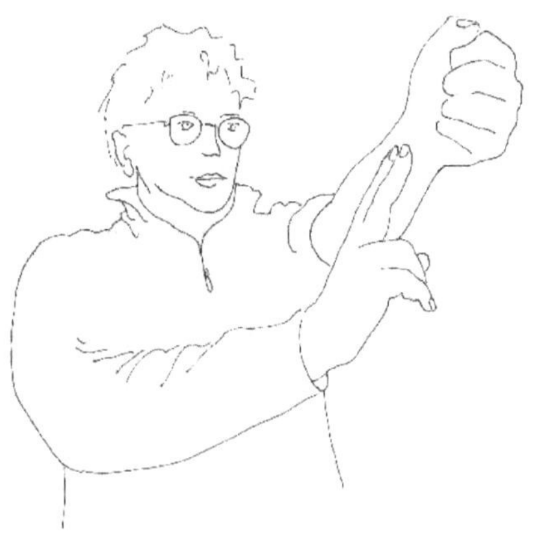 *son pouls puis de se concentrer dessus.*

Une induction due à John Kappa qui suscite l'introspection par la focalisation sur les bruits naturels du corps. Elle démarre par une catalepsie et produit ensuite une plongée à l'intérieur du sujet avec une focalisation sur le rythme du pouls. Vient ensuite une saturation des sens par la parole qui complète l'induction. Elle est peu pratiquée de nos jours.

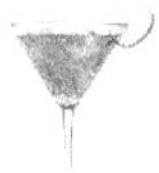 Mettre en doute la capacité du sujet à entendre ses battements de pouls, c'est une excellente manière d'obtenir son engagement.

pi— *Vous savez les neurosciences ont mesuré que l'on ne peut faire que deux ou trois choses à la fois.*

Gageons qu'il va s'efforcer d'en être bien plus que capable car vous venez de mettre en doute sa capacité. L'être humain est parfois simple à piloter ! Dés lors, puisqu'il en est capable, donnez lui des instructions et laissez-le faire ...

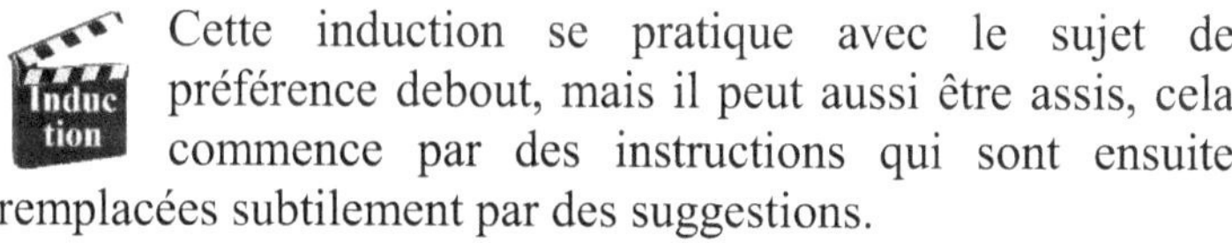 Cette induction se pratique avec le sujet de préférence debout, mais il peut aussi être assis, cela commence par des instructions qui sont ensuite remplacées subtilement par des suggestions.

— *Pouvez-vous tendre le bras comme ceci [montrez l'exemple] et serrez le poing ...* et en même temps {vous rajoutez une consigne} *de prendre une grande inspiration et de se concentrer sur la synchronisation de la respiration avec le comptage des pulsations* ...{Cela devient compliqué, donnez ensuite des instructions d'un ton affable comme si cela était très facile}

[Corrigez d'un détail la position du bras qui prépare une lévitation et lâchez-le d'un toucher ambigu pour qu'elle s'installe]

i — Et maintenant pouvez vous répéter exactement tout ce que je dis?

— Euh Oui

i— Et maintenant pouvez vous répéter exactement tout ce que je dis?

i— Tout ce que je dis?

[Le sujet s'embrouille très vite et se réfugie dans la transe en quelques secondes]

[Saturation]*— Je répète tout ce qui est dit, etc....*

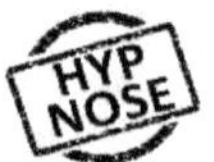

— C'est agréable de rentrer en transe....encore plus

sd— Maintenant tandis que le bras se fige, pouvez vous prendre le pouls avec deux doigts de l'autre main.

Pour préparer le sujet à vivre une transe d'introspection basée sur ses rythmes personnels. La confusion langagière sera de plus en plus forte au fur et à mesure de vos improvisations et convient aux personnes cérébrales qui se disent «pas hypnotisables».

Résumé de la technique :

ac *— Souriez*

pi *— Racontez l'anecdote sur la difficulté de faire plusieurs choses à la fois et demander un engagement.*

[ins] — Engagez le travail de concentration sur le pouls

[ins] — Compliquez le travail (synchro sur respiration)

i *— Saturez par le vocal (demande de répétition de tout ce que vous dites)*

i *— Corrigez les erreurs pour faire encore répéter*

— Calibrez les signes de transe

dh *— Déclaration d'hypnose verbale ou non verbale par exemple une onomatopée évoquant la chute lente :— fuitttttt*

Réglez votre intentional sur l'accompagnement sur ces instructions de plus en plus faciles présentées sur un mode ludique. Utilisez l'humour pour saturer le sujet].

9 Induction par passes magnétiques

C'est un type d'induction à base de suggestions non verbales utilisant la forme archétypale du fluide, du magnétisme animal, de la capacité d'un humain à magnétiser etc… mais cela peut aussi se renforcer par une pré-induction de type verbal comme ci-dessous.

pi — *C'est comme l'histoire de Huygens qui est interviewé par un journaliste*. Et lorsque celui-ci lui demande :
— *J'ai vu que vous avez un fer à cheval au dessus de votre porte, vous un grand scientifique, vous croyez au porte bonheur ?*
— *Bien sûr, je n'y crois pas ... Mais j'ai lu quelque part que cela fonctionnait , même si l'on n'y croyait pas !*
Vous n'avez pas besoin de croire au magnétisme, car cela fonctionne même si on n'y croit pas. [en faisant des passes magnétiques] et vous pouvez vous entraîner à ressentir votre magnétisme même sans y croire:

Induction par surprise

C'est par exemple l'effet d'une question à brûle-pourpoint se trouvant en congruence avec les signaux minimes déjà envoyés durant toute la pré induction. La surprise provoque une indécision, un blocage perceptuel qui ouvre la porte au fonctionnement automatique, mais il faut que la surprise ait été amenée stratégiquement comme dans cette induction inspirée d'une pratique hallucinatoire de Milton Erickson.

Exemple □ Induction magnétique

— *Il y a autant de passes magnétiques que de champ dans les pré..magnétiques.*
Cette induction se pratique en parcourant l'espace autour du client par des passes magnétiques…. mais sans le toucher. La sensation de proximité, de pénétration de la bulle proxémique est troublante et constitue un message fort vers la partie de

 fonctionnement automatique ou l'inconscient du sujet.

Racontez une histoire d'hypnose et de magnétisme.

— *James Esdaile[15], un médecin anglais en Inde utilisait de longues passes magnétiques pendant plusieurs heures {induire la possibilité de l'ennui} pour provoquer des transes si profondes que les opérations les plus lourdes étaient alors possibles. Il avait des assistants disponibles pour magnétiser de longues heures, jusqu'à l'obtention de transes profondes.*

Vous avez annoncé la prophétie auto-réalisante et suggéré la capacité de transe profonde du sujet . {Même si cela demande de longues inductions, vous avez suggéré que le magnétisme fonctionne}

Commencez la magnétisation par une passe sur le côté du visage. Il y a la place pour une suggestion verbale avant de se taire pour laisser parler le magnétisme:

— *Essayez de garder les yeux ouverts* {suggestion de fermeture des yeux} .

Pour la suite, prenez conscience que vous pouvez passer des informations en changeant et en modulant le rythme et la vitesse de vos passes, tout un monde qui est perçu automatiquement par le sujet qui le reçoit pour aller en transe. Autrement dit, dans cette induction tout se passe par le non verbal, mais vous communiquez tout de même de façon très riche

Avancez jusqu'aux signes de transes. Suivez un itinéraire {par exemple du plexus solaire au sommet du crane d'un côté, et du bas du dos au cervelet de l'autre côté}. Ressentez votre magnétisme et celui du sujet, lorsque cela vous parait plus chaud, suivez la sensation et modulez le circuit ou la vitesse

---

[15] James Esdaile, né en 1808 à Montrose et mort en 1859 à Sydenham, est un médecin écossais connu pour sa pratique du magnétisme.

de la passe magnétique que vous êtes en train de faire. Le mieux est de laisser votre partie automatique moduler et finalement réaliser la passe.

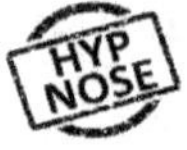 — *profoooondément* {Faites la preuve d'hypnose avec une onomatopée longue et synchronisée avec une de vos passes particulièrement lentes}

— *Faite la preuve d'hypnose avec les mains.* {glissez une passe magnétique du plexus vers le haut de la tête et élevez ensuite les mains vers le ciel}

Pour intégrer le magnétisme dans vos pratiques. Observez et soyez curieux du rythme et la vitesse de vos passes, laissez vous surprendre par ce qui se passe...magnétique.

Résumé de la technique :

ac — Souriez

pi —Racontez l'anecdote sur le magnétisme

si — Suggérez la fermeture des yeux

pi —Annoncez la prophétie (Esdaile faisait des transes profondes)

i — Magnétisez

i —Modulez les passes magnétiques

—calibrez les signes de transe

dh —Déclaration d'hypnose non verbale par une passe particulière et conclusive {A vous de l'imaginer}

Réglez votre intentional sur la puissance du magnétisme et plus généralement sur ce qui marche

> *dans ce monde sans explications. Laissez vous guider par vos mains. [Ce faisant, vous utilisez un effet très puissant d'auto-suggestion vers vous et vers le sujet].*

10 Induction par Surprise

On l'obtient en plaçant une personne dans un champ hypnotique puis en lui assénant subitement une surprise qui ne lui laisse pas d'autre possibilité que d'entrer dans sa transe. Elle se réfugie alors naturellement dans la transe. Voyons cet exemple qui utilise une hallucination de chien ou de chat en guise de surprise placée au bon moment:

Exemple □ Induction par affirmation surprise utilisant une hallucination

— *Pouvez vous me dire si c'est un mâle ou une femelle?*

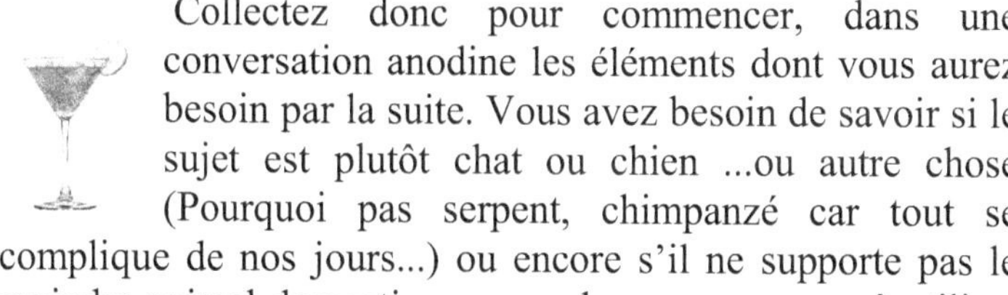

Collectez donc pour commencer, dans une conversation anodine les éléments dont vous aurez besoin par la suite. Vous avez besoin de savoir si le sujet est plutôt chat ou chien ...ou autre chose (Pourquoi pas serpent, chimpanzé car tout se complique de nos jours...) ou encore s'il ne supporte pas le moindre animal domestique, auquel cas, vous aurez à utiliser une autre stratégie que celle qui est décrite ci dessous. Imaginez que le sujet soit plutôt chat, chose que vous pourriez savoir en posant la question suivante:

— *Quand vous étiez enfant, avez-vous eu un animal domestique ? {Calibrer la réponse}*
— *Oui, un chat*

— et vous en avez un maintenant

— Non plus maintenant, parce que je n'ai pas de jardin.

Vous avez obtenu le renseignement, à vous de vous servir maintenant de signaux faibles pour préparer une hallucination de chaton.

— Moi aussi je préfère les chats et quand j'étais môme, je jouait des heures avec un chaton, ils sont si mignons lorsqu'on les fait jouer avec une ficelle...mais il faut s'en occuper bien.

[en parlant de tout autre chose faites comme si un chaton se frottait au bas de votre jambe]

— Au fait , avez-vous déjà été hypnotisé officiellement ?

Penchez-vous , touchez un chaton imaginaire et dites:

— Il se frotte tout le temps...

Et continuez à parler du premier sujet sans vous expliquer {vous venez d'envoyer un signal faible qui aura sa force plus tard}

— Une fois , oui mais c'était un spectacle.

— D'accord, donc vous êtes déjà sensible à l'hypnose... [confusion}

Le pré supposé de la présence d'un chaton à été suggéré à la partie inconsciente du sujet, vous pouvez continuer à parler d'hypnose.

— Donc vous voulez partir en hypnose rapidement...ou [confusion}

{calibrer la réponse}

Installez-vous sur la discussion sur un tout autre sujet qui peut être n'importe quoi. Prenons l'exemple d'une discussion sur la transe:

— La plupart des gens qui essayent l'hypnose pensent qu'ils vont perdre le contrôle alors que c'est plutôt le contraire. L'hypnose augmente le contrôle et l'on peut se servir du cerveau dans une seule direction, sur une seule idée ce qui le

rend bien plus efficace. C'est comme un horloger qui n'arrive pas à dévisser une petite vis, il se concentre et sa femme ne peut pas appeler pour ....{et brusquement par surprise} .

Et brusquement en vous interrompant dans le discours et sans donner la suite de l'histoire de l'horloger en dehors de toute logique rationnelle :

[Faites semblant de prendre un chaton par terre et placez le sur les genoux du sujet en demandant]

— *Peux-tu regarder et me dire si c'est un mâle ou une femelle ?*{Suggestion d'hallucination de ce chaton} .

Calibrez l'hallucination, continuez à ratifier le comportement avec le chaton:

— *Il est doux; Tenez-le bien pour ne pas qu'il tombe.*

Avancez jusqu'aux signes de transes regard du sujet sur son hallucination.

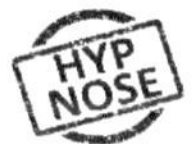

— *C'est agréable, il est tout mignon; Il est bien avec vous.*

— *il est beau ce minou* {Faites la preuve d'hypnose avec un renforcement de l'hallucination}

— *Faite la preuve d'hypnose avec les mains.* {Caressez le chaton sur les genoux du sujet}

Vous participez vous aussi à l'hallucination en en étant le témoin. Observez et soyez curieux de tout le comportement du sujet pour concrétiser, pour performer l'existence du chaton en le ratifiant copieusement avec vos mot, avec vos gestes et avec votre attitude.

Résumé de la technique :

[ac] — *Souriez*

[pi] —*Obtenez le renseignement {chat ou chien}*

[si] — *Envoyez des signaux faibles de présence d'un chaton*

[ins] —*Parlez de toute autre chose avec une certaine logique*

[i] — *Interrompez-vous au milieu d'un phrase sans aucune logique*

[i] —*Soulevez un chaton par la peau du cou, portez le à hauteur de vos yeux et posez-le finalement sur les genoux du sujet.*

[i] —*Demandez {Sais tu si c'est un mâle ou une femelle ?}*

[dh] —*Entretenez l'hallucination par des conseils {tiens le bien} et des remarques: { il est mignon}*

[dh] —*Voila sous hypnose, tu es très douée car tu peux halluciner un magnifique chat.*

Réglez votre intential sur la conviction de tenir un chat par la peau du cou lors de la surprise. Laissez vous guider par vos mains dans le discours. [Ce faisant, vous utilisez un effet très puissant de la pantomime vers vous et vers le sujet].

...

.

11 Induction par confusion

Pour provoquer une fuite vers la transe par un discours indécidable fatiguant, incomplet ou d'une profonde confusion. La confusion est un accélérateur d'induction car la confusion est aussi un état de grande créativité qui oblige à sortir du paradigme où l'on ne comprend plus rien.

La pré-induction est alors très importante, prenant alors parfois presque la place de l'induction qui se réduit à:

1. l'utilisation du déclencheur programmé au cours de la pré-induction,

2. un discours conversationnel avec des sens indécidables comportant une annonce même vague de la prophétie auto-réalisante.

Exemple □ Une induction confuse

La technique de confusion consiste à présenter au sujet une série d'idées qui semblent peu liées les unes aux autres, mais qui s'appuient en fait sur un lien de continuité difficile à reconnaître et qui amènent des associations de plus en plus divergentes. On empêche les sujets de développer un unique train d'association mais on suscite en eux le besoin grandissant de faire quelque chose jusqu'à ce qu'il soient prêt à accepter la première suggestion claire et nette qui leur soit faite[16].

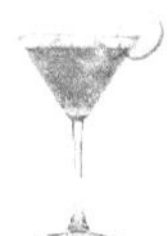

Comme sur cet exemple librement inspiré d'une induction de Milton Erickson.

— *Vous ne savez rien de moi que simplement quelques détails ... !* {Première forme impropre apporte de la confusion sur la signification}

---

[16] Battino, Rubin, Thomas L South, et John Deltour. Les méthodes ericksoniennes, 2017.

Commencez par vous présenter dans une manière un peu loufoque:

— *Cela ne serait pas bien élevé de ne pas me présenter, vous savez que vous ne savez pas grand chose de moi ... ! {Le verbe est doublé]*

Introduire le déclencheur de la transe:

pi — *Vous devez penser que j'ai fait des études secondaires et que je sais parfaitement compter jusqu'à 20. {Introduire le détail incongru}*

Introduire le détail de ce qui sera le déclencheur qui doit apparaître incongru et confus voire dans une approche confusionnante:

Ce que je préfère c'est le poisson entier et j'aime aussi les plats réchauffés.

pi — *Maintenant bien sûr quand je compte jusqu'à vingt vous pouvez entrer en transe hypnotique.*

Compter jusqu'à 20. *{Introduire le détail incongru}*

pi — *Vous savez que je sais certainement compter jusqu'à 20 deux par deux ou par quatre, cinq ou dix. {Introduire le détail du déclencheur}*

J'ai une voiture bleue ce qui précise ma personnalité et j'aime aussi la moto .{Encore des coq-à-l'âne}

{Calibrez la déroute de conscience rationnelle}
Calibrez la fatigue oculaire et l'aspect confus sur le visage du sujet. Vous avez fait le plus gros du travail dans la pré-induction, il ne vous reste qu'à utiliser le déclencheur au bon moment.

Vous allez par exemple interrompre une longue phrase en plein milieu :

— *Avez-vous déjà fait de la moto et du ...{Interuption volantaire}*

Pour servir le déclencheur:

— *J'ai quatre filles et quatre garçons ce qui fait huit, j'aurais sans doute eu un prix à la douzaine ...{12+8 = 20}*

— *et douze plus huit .....*

[entrez en transe]

— *C'est très confortable . N'est ce pas ? Vous voyez ...* {Faites la preuve d'hypnose avec un message de constatation à l'attention du reste de l'assistance même s'il n'y a personne} Ou bien:

—Faites la preuve d'hypnose avec les mains. Quelques passes magnétiques pour fermer les paupières et dire:

— *Si les paupières se ferment, alors les yeux s'ouvrent à l'intérieur*{Calibrer son attitude sous hypnose}

La confusion est un état de grande créativité, vous pouvez avoir envie d'en faire profiter la cliente qui de cet état de confusion peut générer ensuite des solutions originales à des problèmes qui n'en sont plus à l'issue de la séance.

Résumé de la technique :

ac — *Souriez*

pi —*Commencez à parler de sujets divers et variés sans vous soucier dès changements de coq à l'âne.*

pi — Placez le déclencheur dans le flot de paroles en expliquant ce que le sujet pourra faire comme une alternative

i —Fatiguez *la compréhension globale*

i —*Interrompez une phrase au beau milieu*

i —Servez le déclencheur

dh —Annoncez l'entrée en hypnose

> Réglez votre intentional sur la confusion qui doit aussi vous submerger. Acceptez d'être confus vous même et de raconter n'importe quoi sans rationalité aucune. Laissez vous guider par votre langage automatique. [la confusion se partage comme un accord hypnotique].

12 Induction par fascination

Elle utilise le regard magnétique ou le regard hypnotique. La fascination suscite une hypnose au niveau du corps. Elle est particulièrement indiquée pour susciter et provoquer :

• Les régressions à la première occurrence du symptôme;

•L'atténuation des douleurs articulaires pour une hypnose du corps;

• une crise mesmérique[17] de tout le corps.

Le regard est un langage inné à part entière.

— *Le bébé regarde sa mère dès le premier jour et le regard sera pour toute sa vie un des axes de sa relation avec l'autre.*

Ainsi, la fascination qui entre par les yeux au début de la vie comme une caresse d'amour maternel touche profondément le subconscient. C'est un langage intime et subtil des rapports inter-humains. C'est ce qui fait qu'apprendre et utiliser la

---

[17] En faisant suivre la fascination d'une chute en arriére. Voir Vacquié, Luc Guide des phénomènes hypnotiques: *Indispensable pour pratiquer l'hypnose*. Hypnose de référence.

fascination signifie mieux comprendre les clés cachées du regard. Et comme le regard est aussi dans la tête, c'est décider de s'en servir désormais avec une intention délibérée pour amener l'hypnose.

Exemple □ *Induction fascinante*

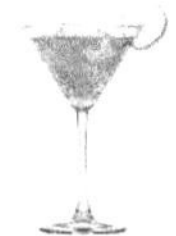

— Regardez le dans les yeux ... !
Commencez par regarder le sujet dans les yeux, en le saluant, en lui serrant la main en lui parlant... ce n'est pas chose si courante car nous avons souvent un regard fuyant résultat d'une gène apprise :
— Cela ne serait pas bien élevé ... !
Les yeux sont le miroir de l'âme, à vous de vous en convaincre en racontant ces anecdotes dans votre tête ou bien à voix haute pour en faire bénéficier le sujet:
pi *— Quand vous fixez une personne sur la nuque, elle finit par se retourner. Elle a en général un air passablement confus car elle ne sait pas pourquoi elle se retourne...*
{Calibrer la réponse y chercher un assentiment}
— Oui, en effet
— et ce qui est encore plus curieux c'est quand vous fixez le regard d'une personne inconnue dans une salle d'attente. Si vous continuez avec un léger sourire avenant, elle se met à sourire elle aussi en état de confusion, car elle ne sait pas comment répondre par son corps et son apparence. Parfois elle fuit votre regard d'un air gêné selon des réflexes de son éducation.
Vous avez posé la petite graine de la force de la fascination, vous pouvez maintenant passer à la pratique:
— Regardez moi dans les yeux et ....essayez de ne pas clignoter {Un ton volontairement autoritaire pour déstabiliser le conscient}
{Calibrer la réponse}

Installez vous physiquement sur une position très stable pour vous, par exemple devant votre sujet, debout bien campé sur vos deux jambes et prenez lui une main d'autorité avant de lui donner instructions ci dessous:

— *Regardez moi dans les yeux et ....essayez de ne pas clignoter {Avec un ton volontairement autoritaire}*

Le mot «clignoter» est volontairement impropre. La raison pour laquelle vous allez l'utiliser plutôt que « cligner» c'est parce qu'il apporte sa dose de confusion par une directive difficile à comprendre; De votre côté vous vous êtes entraîné à garder les yeux fixes et ouverts pendant plusieurs minutes, mais du coté du sujet, il va devoir essayer de suivre la consigne et éviter de cligner des yeux. De plus vous allez mettre toutes vos ressources sur la synchronisation non verbale du corps. Pour ce faire vous pouvez ajouter en instruction:

— *Respirez par la bouche. {Ce sera très facile de vous synchroniser sur une respiration haletante.}*

Ou bien dites:

— *Synchronisons nous. {Et faites donc ainsi appel à sa partie automatique}*

[Observez la synchronisation qui se met en place]

Donnez des ordres simples en projetant vos pensées

— *Avance, recule...avance.*

Et calibrez le résultat : [le sujet danse en avant et en arrière]

— *Ferme les yeux ! {Si vous avez besoin qu'il ferme les yeux, sinon il peut rester fasciné les yeux ouverts}.*

Ou prenez le bras et soulevez le vers le haut, puis donnez lui une petite secousse et lâchez le en l'air : [vous posez une catalepsie] et il n'y a même pas besoin de dire:

— *Le bras reste dur comme un barreau de fer! .*

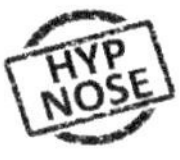 — *il est fasciné* ... {Faites la preuve d'hypnose avec un message de constatation au reste de l'assistance ou à un homme de paille s'il n'y a personne avec vous et le sujet} Ou bien:

— *Faites la preuve d'hypnose avec les mains. Quelques passes magnétiques pour fermer les paupières ou pour attirer le sujet puis le repousser* {Faites avancer et reculer le sujet et faites lui remarquer ce mouvement}

Observez et soyez curieux {Calibrer son attitude sous hypnose}

Vous voulez préparer un sujet à vivre une hypnose particulière, qui ne passe pas par les mots et le langage.{avec la fascination}. Vous favorisez des réactions du corps qui peuvent aller jusqu'à la crise mesmérique[La crise convulsive libératoire que décrit Franz Anton Mesmer autour du baquet. Vous trouverez plus de détails sur cette crise en tant que phénomène hypnotique dans le *guide des phénomènes hypnotiques.*

Résumé de la technique :

[ac] — *Souriez*

[pi] —*Pensez à une anecdote sur la puissance du regard*

[pi] — Prenez la main et *regardez le sujet dans les yeux*

[ins] —*Demandez autoritairement qu'il fasse de même: Regardez-moi dans les yeux et essayez de ne pas clignoter*

i — *Fixez un point entre ses deux yeux {Ou l'œil gauche}*

i —Dé-focalisez *votre regard {Regardez au travers du sujet} passez-lui une intention*

i —*Tenez-lui toujours la main et envoyez des ordres mentaux {Avance...recule}*

i —Poussez *d'autres intentions*

i —Calibrez la fascination et l'hypnose

dh —Annoncez la fascination {ratifiez}

Réglez votre intentional sur la conviction du regard magnétique. Laissez vous guider par votre pensée focalisée sur la puissance du regard. [Vous utilisez un effet très puissant venant de l'antiquité et des légendes de pétrification de la gorgone vers le sujet].

LES 12 OUTILS DE L'INDUCTION

Après ce passage en revue des douze mécanismes d'induction les plus courants, qui déterminent la mise en transe du sujet. Prenons pour améliorer vos induction, une autre approche qui s'intéresse aux éléments composants une induction. Et comme une induction quelle qu'elle soit est toujours améliorable... passons en revue les douze facettes d'une induction réussie qui sont autant d'outils pour l'amplifier et pour la rendre plus efficiente.

1.   La pré-induction

Pour mémoire, et au risque de se répéter la pré-induction est la base, le socle de l'induction. [Voir plus en détail au § pré-inductionpour ce fondement de l'induction quelle qu'elle soit.] Notez au passage que la pré-induction possède un immense avantage sur l'induction: Durant la pré-induction, ce qui est très confortable, c'est que vous n'avez rien à prouver à ce moment exact. Il s'agit simplement d'empiler les suggestions dans un discours ordinaire et simplement de passer les éléments et les suggestions de ce que vous ferez plus tard.

— Ce qui est plus subtil en pré-induction, c'est de dire ce qu'il fallait dire par rapport à ce qui se dira plus tard, ce qui demande de l'intuition et une faculté d'anticipation avec une bonne dose de congruence.

2. Le cadre

De même que l'on ne peut pas ne pas communiquer[18], on ne peut pas ne pas avoir de cadre, mais on peut malheureusement ne pas le connaître quand on n'y a pas réfléchi, ce qui est préjudiciable pour induire des hypnoses efficaces.

Avoir un cadre et le dire tout haut, est un véritable ferment de l'hypnose qui a sa place en pré-induction et alimente la prophétie auto-réalisante.

Cette clé de l'hypnose est si importante que selon votre cadre l'hypnose induite sera différente, et surtout l'expérience du client sera encadrée et modifiée par le cadre que vous allez choisir. Voyons schématiquement deux exemples de cadres possibles:

Cadre N° 1:Vous pensez et annoncez que vous êtes un hypnotiseur très puissant! Ce ne sera pas la même chose que si vous partagez votre fragilité en proposant d'essayer l'hypnose. Il est prévisible que certaines personnalités rebelles chercheront à vous mettre en échec et cela pourrait être contre-productif pour induire l'hypnose.

Cadre N° 2:Vous pouvez dire au sujet que vous savez mettre une personne en hypnose la plupart du temps ou bien que c'est une compétence de tout un chacun et que vous proposez de lui faire expérimenter.

Quoi qu'il en soit, il est important d'annoncer votre cadre pour le partager. Cette annonce; c'est un peu les règles du jeu et c'est un élément constitutif de la pré-induction qui

---

[18] Watzlawick, Paul, Janet Helmick Beavin, Don D Jackson, et Janine Morche. *Une logique de la communication*. Paris: Ed. du Seuil, 2003.

conditionnera les réponses conscientes et inconscientes du sujet. Par exemple certains médecins ont pour habitude de ne jamais faire d'hypnose à la première séance. Ils expliquent qu'ils vont consacrer la première séance pour faire connaissance et évaluer la capacité du client à entrer en hypnose. Ensuite la seconde séance sera consacrée à l'hypnose proprement dite. Ce cadre contient la prophétie auto-réalisante :

—Vous irez en hypnose en deuxième séance,

Ce qui, de plus, permet d'étendre la pré-induction à la totalité de l'espace inter-séance pour préparer et suggérer l'induction prévue à la seconde séance. *L'effet blouse blanche {Le médecin vous promet de partir en transe, mais il créé de l'attente et capte votre attention. Il vous donne ensuite un rendez-vous qui va travailler votre curiosité pendant une dizaine de jours soit l'intervalle entre les deux séances}.*

Vous l'avez compris, le choix du cadre est déterminant car il constitue votre référentiel auquel vous revenez sans cesse, et par exemple, dans le cours de la séance, vous aurez peut être l'occasion de rencontrer et de parler de la résistance. Là encore, ce sera selon votre cadre que vous pourrez la décrire soit comme un problème qui peut empêcher d'atteindre la transe soit comme une manière de collaboration avec vous pour aller vers la transe hypnotique.

Si vous aimez la tranquillité d'esprit:

—Privilégiez un cadre ludique sans obligation et sans échec.

Ne vous laissez pas piéger par un cadre de pouvoir qui rendra plus difficile et aléatoire l'induction.

3.   La prophétie auto-réalisante

—Comment visualiser et annoncer une prophétie auto-réalisante?

L'hypnose va dans une direction qui n'est pas toujours fixée à l'avance. On voit parfois de belles et intenses expériences comme des abréactions impressionnantes, mais rien n'empêche de proposer une possibilité, une probabilité, un chemin proposé en guise de fusible sous forme de prophétie auto-réalisante.

Annoncer une prophétie est aussi un élément de la pré-induction, donnant souvent sa force à la transe qui suit l'induction. La forme de la prophétie est souvent:

—*Dans quelques instants... il va se passer quelque chose d'extraordinaire....{Créer de l'attente et poser la prophétie pendant que vous en avez la vison intérieure: une lévitation ?}*

Mais bien d'autres suggestions peuvent être incluses dans la prophétie:

—*En hypnose ou sous hypnose il arrive parfois que l'on soit submergé de solutions de possibilités de faire ou de nouvelles manières de considérer un problème comme une solution et je voudrais vous demander de prendre le temps quoi qu'il arrive de bien évaluer les possibilités avant de prendre une décision. Vous n'êtes pas à un jour prés, ou ...{Créer de l'attente et poser la prophétie + suggérer l'émergence de nouvelles solution}.*

4.   Les suggestions

Suggérez sans arrêt et en congruence!

Je vous suggère de suggérer sans relâche de la suggestion la plus anodine à la plus subtile. En effet on constate en hypnose pour l'induction que l'effet des suggestions est additif. Plus le sujet accepte de suggestions, plus il devient sensible à la suggestion. C'est la raison pour laquelle vous avez intérêt à suggérer d'abord des broutilles...

—*Vous semblez apprécier l'hypnose*

Puis des truismes...
—*L'hypnose est très variable*
Puis des effets personnels...
—*Vous êtes doué en hypnose*
Et au delà de cette progression, l'ensemble vos de suggestions gagne à être congruent avec votre stratégie:
—*Dans quelques instants, ...*

5. Les instructions

Commencez avec des instructions claires, simples puis confuses :
— *Pouvez-vous bouger un peu les pieds comme ceci?* [Vous montrez l'exemple]
— *Encore un degré de plus...*{Vous cherchez à obtenir un bon niveau d'engagement et la position des pied vous importe peu en fait}
Les instructions comme:
— *Pouvez-vous vous placer à cet endroit*
ne sont pas des suggestions, mais elle peuvent en contenir.
— *Pouvez-vous encore bouger les jambes ? {vous allez avoir une catalepsie des jambes}*
Obtenez l'engagement par des instructions enfantines....:
—*Pouvez-vous vous placer comme ceci {Montrez l'exemple et doutez de la capacité}*
—*Pouvez-vous encore bouger les orteils {Forcez l'introspection musculaire}*
Puis des instructions de plus en plus incompréhensibles....:
—*Pouvez-vous mettre la main à la moitié entre la cuisse et le nez? {Montrez l'exemple par un mouvement de la main}*
Enfin allez vers la confusion et l'indécidable....:
—*Pouvez-vous laisser la main aller à quelques dixièmes de millimètres du tissu du pantalon ? {Faire ou laisser faire ?}*

6.   La mobilisation du corps

Parler au corps et à l'esprit pour les dissocier, c'est une pratique courante en hypnose. Considérez la gamme des hypnoses de la plus intellectuelle à la plus physique, ayez toujours présent à l'esprit que l'hypnose du corps, la plus physique est aussi la plus facile à mettre en œuvre, et souvent la plus bousculante.

Dé-potentialisez le conscient[19] est assez facile par le corps en produisant des mouvements automatiques à l'état de veille qui sont surprenants.

 Ne parler qu'à esprit ou au mental serait une grave erreur et mobiliser le corps est très efficace:

—*Nous allons voir de petits mouvements inconscients,... je crois que j'ai vu un doigt qui a bougé n'est ce pas ?*

—*Inconscient du sujet, peux tu refaire ce mouvement du doigt pour que je le vois mieux ?*

Soyez à l'écoute du corps du sujet, le moindre détail est utile pour le ratifier:

[le ventre gargouille et fait un bruit]:

—*Tôt ou tard, le ventre gargouille.... et les organes se détendent!* {Calibrer le bruit, ratifier le gargouillement, et le lier à la détente}

7.   La stratégie

Si vous pratiquez l'hypnose stratégique votre intervention est à l'opposé d'une recette de cuisine que l'on déroulerait imperturbablement à chaque fois sans tenir compte du contexte. Votre action est *stratégique* car elle s'adapte en

---

[19] La première étape de la transe selon Ernest Rossi et Milton Erickson.

temps réel au contexte et au sujet quel que soit la situation, mais aussi car elle utilise une stratégie.

Il y a des centaines de stratégies[20] et il faut apprendre la Stratégie pour en avoir l'intuition en temps réel en début de séance et l'utiliser à bon escient. Mais une fois choisie, on peut éventuellement en guise de méta-stratégie la faire partager au client car annoncer une stratégie, c'est déjà une stratégie.

Prenons l'exemple d'une prescription de symptôme, si vous l'utilisez, il est préférable de vous centrer sur l'acceptation de la prescription par le sujet afin que vous soyez sûr qu'il le fasse entre les séances et que vous n'expliquiez pas le principe de cette stratégie. Mais cela peut aussi fonctionner si vous prenez le temps d'expliquer les fondements de cette stratégie issue de Palo alto:

—Vous avez entendu parler de Palo-alto ?...

Dès lors, soit vous utilisez une stratégie sans le dire, soit vous vous arrêtez et vous prenez le temps d'expliquer ce que vous êtes en train de faire et ce qui va se passer ensuite {prophétie auto-réalisante}.

8.   La dissociation
La dissociation la plus courante pour aller vers l'hypnose est entre le conscient et l'inconscient.
—Une partie de vous peut rester en observation
—pendant que vous allez en transe confortablement

---

[20] Voir 150 stratégies d'hypnose conversationnelle: pour le soin, la relation d'aide et le coaching. Malakoff: Dunod, 2022.

Votre sujet est déjà dissocié, vous n'avez qu'à faire comme si il était déjà dissocié pour amplifier sa tendance à la dissociation par exemple temporelle:

—Je peux vous appeler Robert ?

—Oui

—Vous êtes venu en voiture ?

—Oui

—Vous vous souvenez du Robert dans la voiture ?

—Si bien qu'il y a le Robert dans la voiture et le Robert ici avec moi ?

En résumé, dissociez ce qui est déjà dissocié et dissociez encore plus ce qui est automatique et ce qui est volontaire pour obtenir rapidement des mouvements idéomoteurs, preuve de l'hypnose.

9.   Les boucles

Faites des boucles: — *C'est comme pour une mise en plis:Plus vous faites des boucles, plus l'hypnose ondule et avance vers une transe ondulatoire.*

A chaque fois que vous parlez, vous avez une possibilité car vous suggérez et vous liez ce qui est avec ce qui sera {prophétie auto-réalisante}

La boucle est une structure de rhétorique hypnotique parmi les plus puissantes et elle est bien souvent invisible:

—Vous respirez ...et la détente s'installe

—Alors que vous vous asseyez le plus confortablement possible, votre respiration se calme ...et la détente s'installe dans une partie du corps {introspection: quelle partie ?}

La boucle peut aussi servir à ratifier, [juste après la fermeture des yeux]

—Si les yeux se ferment ...la détente s'installe dans les jambes {Puisqu'ils viennent de se fermer !}
—Vous respirez ...et la détente s'installe
La boucle est l'incrément de l'hypnose quasi sans échec, il suffit d'enchaîner les petits progrès vers l'hypnose et d'attendre que celle ci finisse par arriver:

10. L'écoute

La sœur de Milton Erickson disait:
—Milton a écouté avec les yeux.
Vous pouvez approcher cette façon de faire en utilisant votre vision périphérique, celle qui ne regarde rien en particulier et permet au cerveau de voir tous les détails du sujet au travers de vos yeux:
—Ne regardez rien en particulier, laissez flotter le regard dans la direction du sujet et percevez plutôt que vous voyez...

.

Ce type de vision est très utile pour l'hypnotiseur afin de percevoir sans scruter. Il y a un rapport entre les yeux et la pensée. Cette manière d'utiliser ses yeux et son cerveau est d'ailleurs utilisée en méditation pour provoquer l'arrêt des pensées. Plusieurs inductions dont celle avec fixation d'un point [voir § du point sur le poing] l'utilisent en demandant au sujet de fixer un point et de continuer à le fixer quoi qu'il arrive.
La vision périphérique correspond à ce que l'on perçoit lorsque le regard est fixe.

Pour vous entraîner à la vision périphérique, il y a un exercice que

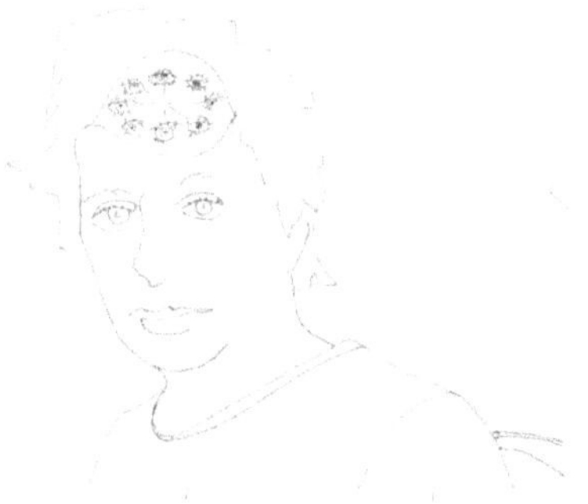

l'on apprend pour l'examen du permis de conduire. Utilisez le pour progresser et ressentir cette fameuse vision en dehors d'une séance afin de vous y habituer.

Écartez les bras à 180° et remuez les pouces en regardant droit devant vous, cela vous donne l'exemple immédiat de la perception du mouvement des pouces en vision périphérique.

11. L'expérience de l'hypnose

Expérimentez l'hypnose! Mais pas simplement celle des autres!

Selon Milton Erickson, si vous ne savez pas, une partie de vous doit savoir ou pourrait en tout cas apprendre pour votre confort. En matière d'induction, cela se résume dans un axiome simple:

—*Pour hypnotiser les autres laissez vous hypnotiser souvent !*

Ainsi vous pouvez:

—*Faciliter les inductions en les apprenant en tant que sujet. Ce que vous savez faire sera plus facile à proposer à la cliente.*

C'est particulièrement vrai pour la gamme des phénomènes hypnotiques que vous connaissez, ceux que vous avez expérimenté vous même et ceux que vous proposez aux clientes durant l'hypnose.

12. La dé-potentialisation du conscient

Dans une induction, les instructions qui ne sont pas des suggestions, sont en général au début de l'induction ou pendant la pré-induction pour vérifier et obtenir l'engagement de la cliente.

En règle générale, il est bon de préparer la position morphologique pour une bonne réalisation de ce que vous prévoyez, par exemple, pour une lévitation du bras: A cette cliente avachie sur le canapé, donnez les instructions pour libérer les articulations de l'épaule et du coude! Cela vous aidera ensuite à susciter une lévitation.

De même et sans aucune raison que obtenir un engagement fort:

— *Pouvez vous mettre les pieds bien à plat?*

—*Non, un peu plus écarté !*

—*de cinq degrés environ!*

D'une manière générale, à chaque fois que vous avez l'occasion, donnez des directives qui vont vers la dé-potentialisation du conscient par exemple, méditez ces exemples:

— *Posez la langue immobile dans la bouche et faites moi un signe de la main lorsque vous constatez que les pensées ralentissent.*

Ou bien:

— *Regardez un point sur votre main en plissant les yeux et en regardant à travers vos cils. Et dites moi quand....*

Ou encore:

— *Pouvez-vous respirer par la bouche comme si vous aviez un stylo entre les dents. Et dites moi quand....{Notez la force de l'exemple naturaliste}*

Ou alors:

— *Pouvez-vous poser la langue immobile dans la bouche . Et dites moi quand....*

Autre exemple:

— *Pouvez-vous serrer le poing aussi fort que vous voulez..... et le desserrer très lentement seulement quand je dirais « dors»....*

Forgez vos propres formules et mémorisez-les pour vos séances...

LES 12 OUTILS DE LA PRÉ-INDUCTION

—Tout ce que vous faites et dites avant d'attaquer l'induction! La pré-induction qui est souvent négligée alors qu'elle est juste entre primordiale et importante. C'est certainement un des gisements de progrès des plus facile à faire en matière d'hypnose.

Elle est constitutive de la transe au même titre que l'induction, c'est elle qui donne sa tonalité à la transe et elle agit même profondément sur le mécanisme de l'induction[21]. Pour vous en convaincre essayez de dérouler une induction sans avoir fait la moindre pré-induction et vous verrez apparaître les difficultés.

La pré-induction peut se donner pour objectif de:
- ➢ Rassurer {Lever les inquiétudes sur l'hypnose},
- ➢ Préparer l'induction, {Suggestions}
- ➢ Appeler des comportements automatiques {Test de suggestibilité}
- ➢ Proférer une prophétie auto-réalisante,
- ➢ Énoncer une stratégie,
- ➢ Recadrer la réalité du sujet,
- ➢ et de mille autres sujets à votre guise.

Son contenu, souvent invisible est très riche, voici douze mécanismes clé à utiliser en pré-induction:

---

[21] Si bien que l'on pourrait aisément classer les inductions, en organiser une typologie par la nature de la pré-induction utilisée. Cependant, dans un souci de pédagogie en vue d'améliorer ses inductions, nous avons choisi dans cet ouvrage, de classer les inductions autrement (Par la nature des instructions donnée au sujet).

1. *La suspension consentie d'incrédulité*[22]

Lorsque vous commencez à lire un bouquin vous faites cet effort pour vous rapprocher de l'auteur et de ses propositions. *C'est un bouquin qui se déroule sur Mars: aucun problème! au moyen âge, dans le meilleur des mondes, sous terre ?* Vous êtes OK par principe. Cela vaut aussi pour un film ou une pièce de théâtre lorsque vous abandonnez votre rationalité ordinaire, selon les règles et les conventions au cinéma et au théâtre. Règles qui ont fait l'objet d'un apprentissage inconscient. Cette suspension c'est un arrangement interne du cerveau que vous faites pour croire à l'univers proposé par l'auteur. Notez que c'est exactement le même effort que vous demandez à la cliente pour commencer à entrer en hypnose.

— *Cette douleur à une couleur, elle est délayable dans l'eau etc......*

En racontant, vous rejoignez l'art du conteur qui utilise le réalisme magique[23] pour monter une prophétie auto-réalisante:

---

[22] Proposée et théorisé par Samuel T.Coleridge en 1817: *c'est la foi poétique qui permet au lecteur de vivre une aventure en embarquant dans un roman ou plus généralement une œuvre.* Ce phénomène hypnotique auto-déclenché par le lecteur est une autohypnose qui s'installe selon ses propres règles en acceptant la nouveauté même extraordinaire.

[23] Ce mouvement artistique entend proposer une vision du réel renouvelée et élargie par la prise en considération de la part d'étrangeté, d'irrationalité ou de mystère qu'il recèle. L'histoire et les personnages sont ancrés dans le réel, mais l'auteur introduit un élément magique ou fantastique qui n'est pas remis en cause dans la fiction. Avant d'être un mouvement littéraire, c'est une appellation introduite en 1925 par le critique d'art allemand Franz Roh pour rendre compte en peinture d'éléments perçus et décrétés comme « magiques», surgissant dans un environnement défini comme «réaliste». Par

Racontez donc une histoire métaphorique en prévision de l'induction pour dé-potentialiser le conscient :

— C'est l'histoire d'un gars qui laisse tomber son mouchoir à carreau par terre. Comme il n'a pas de chance, il casse un carreau [calibrer le rire et l'incrédulité] *Le lendemain, il a oublié et il a envie de se moucher parce qu'il est enrhumé. Alors il se mouche et se coupe le nez sur le carreau cassé.* [calibrer l'engagement] *Il fonce aux urgences avec du sang partout et on le soigne. Il ressort le lendemain vers midi du service de maternité avec un nouveau nez.*[calibrer la suspension d'incrédulité]. *Avec toutes ces émotions, il oublie de changer le carreau* [calibrer le client qui est dans l'histoire*] et en se mouchant parce qu'il a encore le nez qui coule, il se recoupe le nez complètement. On le conduit aux urgences, mais là, on ne peut pas le soigner. — Vous comprenez bien qu'il faut au moins neuf mois entre les deux nouveaux nez. Vous allez être obligé de passer par la chirurgie esthétique. Ne vous inquiétez pas on vous donne l'adresse des meilleurs en France, ils sont à Redon. Et le gars part en ambulance vers Redon. Et il revient un mois après avec un véritable n' édredon.*

Il suffit de raconter une histoire pour déclencher ce phénomène et l'anecdote peut venir de vos lectures :

— J'ai lu dans un livre que ...

De ce qui est arrivé à votre ami John :

— Mon ami John...

D'une femme de paille :

— J'ai une cliente ...

---

extension en hypnose c'est introduire subtilement le magique et l'invisible dans le réél.

Ou bien d'une certaine étude scientifique pour bénéficier de l'effet «docteur Fox[24]» :

— *Avez vous vu cette étude sur ...*

2. *La prophétie auto-réalisante*

Annoncer une stratégie, c'est déjà une stratégie:

—*Vous allez fixer un point sur le mur et je vais vous parler...*
En parler profère la réalité et rend son existence réelle.

Durant la pré-induction la prophétie auto-réalisante peut rester vague et produire simplement de l'attente sans définir précisément de quoi il s'agit. Créer une ambiance propre à la survenue de choses étranges et merveilleuses par exemple:

—*Dans quelques instants, mais pas tout de suite il va se passer quelque chose d'extraordinaire.*

3. *Le pré-supposé*

Un présupposé est impossible à contester et en plus il est caché dans le langage. Il s'agit de faire comme si le sujet supposé existait. Mais cela est en dehors de l'expression, en dehors de la phrase et de ce fait presque invisible. Par exemple dites en début de séance:

— *Avez vous déjà été hypnotisé officiellement ?* {Recadrage et réorientation}Quelle que soit la réponse {Oui/non/je ne sais

---

[24] L'expérience initiale, réalisée en 1970, consiste à faire déclamer par un acteur, présenté comme le Dr Fox, une conférence truffée d'erreurs, d'inexactitudes et de doubles sens devant un public de spécialistes. L'acteur est présenté comme une sommité et les organisateurs lui ont simplement demandé de jouer l'empathie et d'utiliser l'humour. À l'issue de la conférence, on demande au public de l'évaluer et il obtient des notes très élogieuses.

pas} cela présuppose que cela ne va pas tarder et que ce sera sérieux et officiel.

Profitez de la pré-induction pour présupposer ce que vous voulez recadrer ou préparer pour l'induction.

— Détendez-vous , mais tout à l'heure, je vous demande de ne pas rentrer en transe tant que vous n'êtes pas confortablement installée. {Vous allez rentrer en transe}

4. *Le recadrage*

Proposer un nouveau point de vue que le client accepte. Le recadrage voyage dans les anecdotes, les prophéties, les présupposés etc... Il est particulièrement puissant dans les questions introspectives qui vont envisager des nouvelles réalités et faire sauter aux yeux des alternatives, on parle alors d'auto-recadrage quand le client construit lui même son recadrage à l'issue d'une question introspective {Question puissante}.

— J'ai loupé le BAC ma vie est foutue!

— Qu'en penseras-tu dans 3 jours, dans 3 mois et dans 3 ans?

5. *L'anecdote*

Quoi de plus naturel que de raconter une histoire? Une anecdote qui ne semble pas du tout importante?... C'est une blague qui fait rire ou bien qui fait passer celui qui la raconte pour un peu ringard à la limite du ridicule. Et pourtant cette histoire qui peut rester au bord de la limite de la réalité, se charge facilement d'ouvrir la suspension consentie d'incrédulité [voir supra] et contient souvent un ou plusieurs sens cachés presque invisibles à pousser pour la pré-induction. En pré-induction, l'histoire se charge de véhiculer des messages vers l'inconscient du sujet. Avec cette histoire ouvrez la porte aux changements et à la possibilité de changer de point de vue instantanément:

— Savez vous jongler ?

quand on apprend à jongler... c'est le dos qui fait le plus mal. Eh oui, à force de ramasser les balles on a mal au dos et d'ailleurs ceux qui apprennent à jongler le font souvent devant un lit pour ramasser les balles sans se pencher! Tout le monde peut apprendre à jongler à trois balles, c'est assez rapide.En terme de tempo, c'est toujours trop rapide pour le débutant qui dit qu'il n'a pas le temps de rattraper les balles. Si vous demandez à un apprenti ce qu'est le jonglage il dira probablement :

— C'est l'Art de rattraper les balles !

Ce qui est très curieux, c'est que lorsqu'il aura fait son apprentissage et saura jongler parfaitement à trois balles, il pourra jongler calmement en prenant son temps et en se grattant l'oreille. Est-ce que le temps est alors le même ?

Si vous vous intéressez à la jonglerie, il y a dans chaque cirque un véritable artiste capable de jongler avec plus de 6 ou 7 balles. C'est une compétence rare, un cerveau doué, un vrai manager de balles. Et quand on lui demande à lui, qu'est-ce que l'art de la jonglerie, Il sourit en disant avec humilité :

— C'est l'Art de se débarrasser de ce qu'on a dans la main !

{Recadrage et réorientation}

En règle générale, les histoires naturalistes sont de bonnes anecdotes pour la pré-induction car elles rappellent au cerveau ses compétences hypnotiques...

6. *La confusion*

Provoquer une fuite vers la transe par un discours indécidable fatiguant ou d'une profonde confusion. {Discours de confusion indécidable + suggestion indirecte « Dors »}

— *Vous ne savez pas tout ce que vous ne savez pas que vous savez !*

— *En transe, vous ne savez pas si,* **vous allez y aller rapidement**

7. *L'humour*

Jeux de mot, saillie drolatique, humour absurde, sont autant de portes d'entrée à une pensée latérale. On ne peut pas rejeter une remarque, un recadrage, une idée cachée dans un jeu de mot:

— *C'est un boulot parapluie que vous me décrivez!*

— *Parapluie ?*

— *Le genre de boulot que l'on apprécie le plus quand on s'en dégoutte !*

C'est la force de l'humour à utiliser sans modération pour vos inductions, mais en gardant votre personnalité. Arrachez un sourire ou suscitez un éclat de rire, vous avez ouvert la porte de l'hypnose.

8. *Les paradoxes*

Un paradoxe dit tout et son contraire, ce qui fait que sans le savoir, vous avez dit ce qu'il fallait dire dans votre pré-induction.(Légèreté ou lourdeur si vous préparez une lévitation ou une catalepsie)

— *Vous avez choisi de ne pas choisir {Mise en abyme}*

— *Préférez vous un kilo de plume ou un kilo de plomb, quel est le plus lourd et quel est le plus léger ?* {Vous préparez à la fois une lévitation et une catalepsie lourde et pesante}

— Je suis le roi des retardataires et des procrastineurs, or la ponctualité est la politesse des rois, donc je pourrait facilement être ponctuel.{Semez le doute, il bénéficie ensuite au changement}

9. *La production ou l'évocation d'un phénomène hypnotique*

Il y a ce chiasme entre l'hypnose et l'effet de l'hypnose, car parler d'hypnose amène l'hypnose. Et l'on constate que :

    1. Les phénomènes hypnotiques produisent l'hypnose,

    2. L'hypnose produit des phénomènes hypnotiques.

Si bien que suggérer et susciter un phénomène hypnotique est une famille d'induction très riche. La simple évocation d'un phénomène constitue d'ailleurs un *moyen de fixer et de diriger l'attention du sujet sur son aptitude à vivre des expériences intérieures.*

Ainsi suggérer, évoquer et produire un phénomène hypnotique est souvent réalisé dans le même temps en sus de produire la preuve de hypnose constitué par le phénomène en question.

De nombreux phénomènes peuvent être utilisés pour bâtir une induction de ce type:

- ✧ Catalepsie,
- ✧ Doigt collés,
- ✧ Anesthésie,
- ✧ Lévitation comme dans cet exemple ci-dessous de lévitation de la jambe:

10. *La stratégie*

Développer une stratégie peut se faire et gagne à se faire dès la pré-induction.

La stratégie peut être annoncée délibérément:

— Voici comment je vous propose de procéder...
ou bien cachée jusqu'à ce qu'elle se dévoile:
— Pour l'instant nous faisons un simple exercice {Masquer la stratégie} mais il pourrait nous apprendre beaucoup sur ce que vous pouvez faire pour changer rapidement {Vendre quand même du potentiel de changement et suggérer un changement rapide}.
La cliente se plaint de ne pas pouvoir se lever le matin. Elle reste au lit et de ce fait elle est toujours en retard au travail. Pour en savoir plus sur le symptôme, vous posez quelques questions pendant la pré-induction pour préparer votre stratégie.
— A quelle heure faut -il que tu sois levée pour que le problème ait disparu ?
— En fait 7h15
— As tu un réveil sur ton téléphone ?
— Oui
— Lis tu des BD ?
— Oui
— Lesquelles ?
— Mafalda
— As tu une tablette connectée ?
— Oui
Ça y est, vous en savez assez et vous pouvez dévoiler la stratégie, mais il faut encore vérifier qu'elle accepte de la mettre en œuvre:
— J'en sais assez, je connais la solution qui te fera abandonner cette mauvaise habitude en deux jours, mais je ne crois pas que tu sois capable de la mettre en œuvre dès demain !
— Ah bon, c'est quoi ?
— Non, je crois que tu n'es pas prête...
— Mais dis moi qu'est ce que c'est !
— Non, il faudrait d'abord que tu t'engages à mettre en œuvre cette solution miracle dès demain..

— Mais pour m'engager, je dois savoir ce que c'est...
— Non tu dois t'engager à le faire quoiqu'il arrive, mais je peux te dire que ce n'est pas dangereux, cela ne te coûtera pas plus de quelques euros, et ce n'est pas contre la morale...
— Je dois savoir ce que c'est...
— Bon c'est d'accord...
— Tu me le garantis !
— Oui !
— Tu me le confirmes !
— Bon d'accord, je m'engage à le faire pendant deux jours, alors dis le moi...
— D'accord, je te le dis: il y a un peu de préparation que tu peux faire ce soir. Tu vas installer à côté du lit des choses agréables comme des romans policiers, des BD de Mafalda, ta tablette connectée, tes biscuits préférés et....attention il est important que cela soit accessible sans sortir du lit.
Ensuite tu règles ton téléphone pour demain avec une première alarme pour 7h10, une autre sonnerie à 7h15 et une autre à 11h et si tu es encore au lit pour la deuxième tu n'as pas le droit de sortir du lit avant la troisième.
Cette manière de résoudre le problème est utilisationnelle avec une stratégie de prescription de symptôme[25]. Sur cet exemple, remontez dans les dialogues et constatez que dès la pré-induction, des éléments de construction de la stratégie sont déjà demandés. Il existe des centaines de stratégies[26] à connaître et utiliser et qui donnent généralement de très bons résultats de changement et leur implémentation gagne à se faire en anticipation de l'induction.

---

[25] Qui rejoint la stratégie orientale de l'ouvrage «les 36 stratégies» appélée : « *éteindre le feu en ajoutant du bois*».

[26] 150 stratégies d'hypnose conversationnelle: pour le soin, la relation d'aide et le coaching. Malakoff: Dunod, 2022.

11. Une histoire naturaliste

Une histoire naturaliste est arrivée à l'une de vos connaissances ou de vos clientes et elle est édifiante. Vous pouvez la raconter avec avantage parce qu'elle véhicule des suggestions allant dans le sens de votre stratégie. C'est un excellent moyen de pré-induction qui sera quasi invisible dans la conversation.

Ce militaire au pied fracturé[27] qui a développé une anesthésie spontanée en chaussette pour aller à l'hôpital à pied, ce joueur de volley qui ne sens pas la douleur d'une foulure tant que dure le match et s'écroule dans les vestiaires, toutes ces histoires édifiantes, n'ont pas besoin d'être véridiques pour passer leurs messages de préparation à une anesthésie sous hypnose.

Si vous collectionnez ces histoires[28], vous en aurez bientôt une pour chaque phénomène hypnotique. Elle vous servira alors de pré-induction et de procédé pour générer, pour susciter le phénomène hypnotique en question. Vous pouvez les raconter en citant vos sources:

— J'ai lu dans national géographic....

Ou bien parce qu'elle est arrivée à votre ami:

— C'est arrivé à mon ami Omar....

Ou encore parce que c'est un acquis commun:

— Cela nous est tous arrivé....

---

[27] Cité dans les collected papers de Milton Erickson.

[28] Guide des phénoménes hypnotiques Hypnose de référence du même auteur.

12. *Le bavardage*

Souriez et bavardez, cela présente l'avantage que vous passerez pour une hypnotiseuse sympathique, cependant soyez bavarde en continuant d'écouter la cliente et en lui laissant la parole souvent:

— Savez vous que ....

Si vous êtes bavarde, on a du souvent vous reprocher de parler pour ne rien dire. Réfléchissons, c'est exactement ce dont vous avez besoin en pré-induction. Vous parlez {Bla, bla...}et vous ne dites rien de particulier, mais votre inconscient place des éléments, des idées, des suggestions etc... Et si par hasard, vous êtes formée à l'hypnose, la pré-induction est bien capable de se mettre toute seule en place.

Écoutez-vous parler et notez tout ce que vous avez déjà suggéré. Avec cette méthode, il n'est pas besoin de trop structurer vos discours, une partie de vous s'en charge. Observez-là et constatez à posteriori comment elle est subtile et efficace. Laissez-la quelque part vous donner une leçon agréable.

TROIS EXEMPLES DE PRÉ-INDUCTION ORIGINALES

Enfin, si vous hésitez pour la manière de dérouler vos pré-induction, voici trois possibilités originales et ludiques.

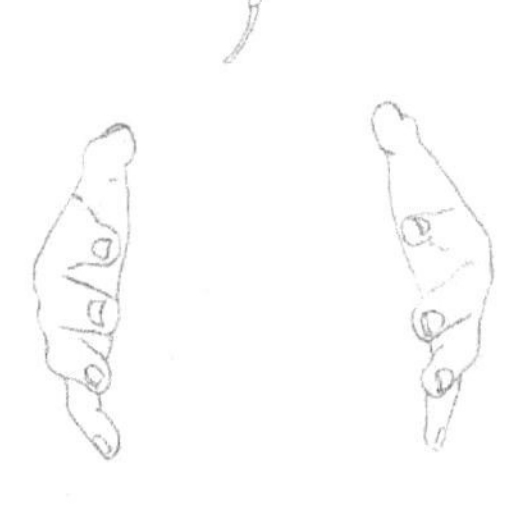

1. *Par la présentation d'un test de suggestibilité*

Selon votre cadre, selon la manière dont vous présentez et vous proposez l'hypnose, vous n'aurez pas la même réponse à la question que peut se poser le sujet qui n'a jamais été hypnotisé. Celle ci est souvent formulée ainsi :

—*Je ne sais pas si je suis hypnotisable ! {Puisque cela n'a jamais été fait}*

La pré-induction peut alors emprunter ce discours qui accompagne la réalisation ludique d'un ou plusieurs exercices qui visent à faire apparaître des phénomènes hypnotiques à l'état éveillé.

Sur cet exemple, il s'agit de faire apparaître des mouvements automatiques, inconscients de déplacement des mains.

Cette méthode de Rossi est une manière simple et quasiment sans échec de faire apparaître un ou plusieurs mouvements idéomoteurs en hypnose éveillée. Correctement entourée de suggestions convenables, cet exercice peut vous aider à constituer une pré-induction très efficace.

Sous couvert d'un exercice amusant demandez au sujet de placer les mains comme sur le dessin.

Puis donnez lui les directives suivantes:

— Pouvez vous placer les mains comme ceci, et en choisir une et me dire laquelle?

— Euh, la gauche

— Parfait, la gauche alors fixez un point sur la main droite et ne regardez que ce point {Confusion en demandant un choix puis en le prenant à l'envers}

— Euh,

Attendez un moment, *{La fatigue musculaire joue pour vous...}*puis dites:

— Je m'adresse à votre inconscient:

— Si votre inconscient est d'accord pour partir en transe rapidement alors les mains se rapprochent sinon s'il a besoin de quelques minutes pour s'y prépare alors les mais s'écartent...{A noter cette formulation sans échec}

Puis dès que vous avez calibré un mouvement, ratifiez le,

—La main bouge ?

Et liez le à vos suggestions de pré-induction:,

—La main gauche se rapproche légère ou la main droite fait de même : Encore plus légère ?

Et continuez votre pré-induction...

Attention, ne le vendez pas comme une manifestation d'hypnose mais bien d'une prédisposition intéressante pour aller plus loin. En occurrence, la preuve de l'interêt de l'inconscient pour l'apprentissage rapide de l'auto-hypnose est déjà une très belle suggestion pour aller de l'avant vers une induction rapide et efficace.

A noter que ce type de pré-induction peut très bien se transformer en induction en posant une prophétie auto-réalisation convenable. Par exemple:

—*Les mains se rapprochent et lorsque qu'elle se touchent, il va se passer quelque chose d'extraordinaire.* {Pourquoi pas la transe ?}

2. *Par la présentation d'une découverte amusante avec le pendule de Chevreul*

La pré-induction peut se déguiser en conversation anodine, proche du sujet de la séance, ou bien au choix très éloignée du sujet de la séance. Sur cet exemple elle se cache dans la présentation d'un phénomène amusant

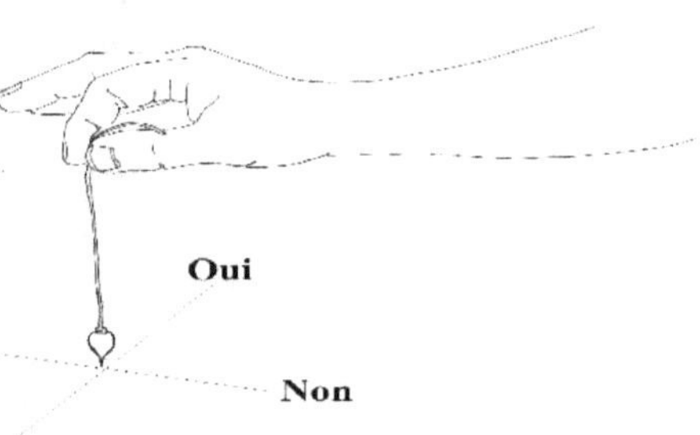

avec cette curiosité scientifique à la limite du spiritisme.

Ce pendule qui bouge tout seul et répond souvent avec pertinence aux questions posées à longtemps animé les salons férus de d'hypnotisme et de spiritisme. Nous savons aujourd'hui[29] que c'est bien le sujet qui répond aux questions

---

[29] Il est encore utilisé par les radiesthésistes, sourcier et autres adeptes … Pourtant dès 1850 Michel-Eugène Chevreul ce chimiste français connu pour sa découverte de la stéarine écrivait que le pendule ne faisait que profiter de petits mouvements musculaires inconscients et que la cohérence des réponses était issue de l'autosuggestion assortie de l'écoute

entendues par un code, mais qu'il n'en a pas conscience. Cela ouvre donc la possibilité d'un dialogue avec son cerveau. {sa partie inconsciente}.

Après avoir attribué un code pour « oui » et une autre pour dire « non », l'usage du pendule permet de passionnants dialogues avec la partie inconsciente d'un sujet. Un dialogue utilisant les réponses oui/non/je ne sais pas peut se dérouler même et surtout à l'état d'éveil en dehors de la transe.

Sous couvert de découverte amusante, en quelques minutes, vous présentez cette curiosité qu'est le pendule et son fonctionnement et en réalité, vous ouvrez grande les voies de l'hypnose en discutant directement avec l'inconscient du client tout en lui délivrant votre pré-induction.

Faites la démonstration sur vous-même en prenant le pendule en main de façon ostentatoire en guise de suggestion indirecte non verbale:

— Je vais vous montrer une expérience qui va vous étonner, mais après tout, nous sommes tous un peu magicien, n'est-ce pas ?

Posez vous une question simple par exemple :

— Est-ce que je suis une fille?

2) Faire une démonstration et suscitez l'envie de l'essayer, tant que vous gardez le pendule en main le sujet développe l'engagement avec la frustration de ne pas pouvoir essayer. Profitez de ce moment pour glisser des suggestions aidantes.

---

inconsciente. Des expériences bloquant progressivement le bras jusqu'au poignet montrent que le pendule s'arrête alors que les imperceptibles mouvements ne peuvent plus lui être transmis.

— Parfois il tourne comme ceci et souvent il va d'avant en arrière...
4) Commencer par des questions simples mais booléennes {oui/non} :
—Est ce que je suis un garçon ?
—Est ce que je passe l'examen en juin ?

Puis passez-lui le pendule et permettez lui d'essayer.. dès qu'il a défini le code, commencez par la question la plus simple et incitez ensuite le sujet à jouer et poser des questions de plus en plus personnelles.

Attention, ne le vendez pas comme une boule de cristal. Les questions sur l'avenir n'obtiennent que des prévisions qui sont cependant basées sur une plus grande quantité d'information que celles dont vous avez conscience.

Le pendule possède un charme désuet, un peu vieillot, avec un petit parfum de souffre que vous pouvez utiliser pour surprendre et annoncer l'hypnose tout en rassurant sur la présence de phénomènes hypnotiques que vous décrirez comme normaux et sans danger.

—Vous voyez, cela bouge, mais c'est tout à fait normal!
 Et profitez-en pour dérouler votre pré-induction avec les suggestions assorties à votre projet de séance
—Une partie de vous est en train de s'exprimer et possède une vrai force intérieure!

3. *Par une particularité anatomique et physiologique*

— Ce facilitateur d'induction fait appel à une particularité de la proprioception[30] lorsqu'elle est trompée par un exercice qui induit les récepteurs en erreur.

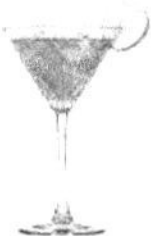

Le test de Kohnstamm permet de susciter un mouvement automatique et inconscient très troublant. Ce type de pré-induction utilise un phénomène physiologique et elle est donc quasiment sans échec. C'est un résultat physiologique qui est connu par ce qui ont fait des études de sport, donc à éviter si la cliente est professeur de Gym.Cette pré-induction est une variante de la lévitation qui est ensuite facilité par le résultat mécanique de cet exercice.

Racontez une histoire, même farfelue, où il est question de bouger les montagnes:

—Il parait que la foi peut déplacer les montagnes, mais puisque je n'ai pas de montagne, je peux vous faire essayer pour commencer avec la maison.

 Sous couvert d'un exercice amusant..... vous surprenez votre cliente.....et cette curiosité de voir son bras qui monte seul sera votre première récompense et en même temps l'occasion de faire passer de nombreuses suggestions.

Après avoir expliqué l'exercice, et demandé à la cliente de pousser le mur de la maison:

---

[30] La proprioception désigne la perception consciente ou non de la position des différentes parties du corps sans avoir recours à la vision.

— Maintenant, poussez le mur essayez de l'écarter avec le bras en faisant jouer seulement l'articulation du e l'épaule.

 Si besoin, faites la démonstration sur vous-même en prenant la position et en poussant le mur de façon ostentatoire en guise de suggestion indirecte non verbale.

— Maintenant, il vous suffit d'attendre 30 secondes, mais continuez à pousser très fort pour bouger la maison.

tqp [Laissez passer une bonne minute tout en encourageant l'effort musculaire de la cliente]. Puis demandez lui de se tourner vers vous:

— Maintenant, tournez-vous et regardez moi!

. [Le bras monte de plus en plus]

Ratifiez et accompagnez la mouvement:

— C'est très curieux.... le bras monte tout seul

Et embrayez sur une induction de préférence avec la lévitation.

Attention, Les sportifs sont particulièrement impressionnés par cette démonstration où leur corps n'obéit plus dans un logique familière. *—Vous voyez, cela bouge, mais c'est tout à fait normal!*

Le bras monte.... et vous pouvez en profiter pour placer toutes sortes de suggestions:

—Une partie de vous bouge en autonomie!

—Nous l'appellerons votre inconscient, ou bien par votre petit nom ?

—C'est cette partie super puissante, que nous allons invoquer pour votre changement!

21 INDUCTIONS DIVERSES

Voici pour compléter ces 12 types d'inductions, voici un bonus de 9 autres inductions variées à essayer, classées par ordre alphabétique des mécanismes.

1.   Induction □ par l'exemple de la transe

— Une induction pour les fainéants qui consiste à se mettre en transe et attendre! Cette induction se pratique en montrant l'exemple réel de votre propre transe à la cliente qui fait le reste du travail.

Cette induction est une variante de la lévitation de la main et met en jeu la votre propre capacité à entrer en transe. Elle vise à dé-potentialiser le conscient du sujet par son activité d'observation attentive d'un phénomène hypnotique. {De plus, elle vous entraîne à la pratique de l'auto-hypnose}. Le psychisme humain comporte des mécanismes {ex neurones miroirs} dont nous n'avons pas conscience, ils n'obéissent pas toujours à une logique rationnelle mais ont leur propre logique analogique et littérale et surtout, leur complète autonomie.

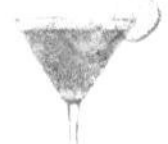

— Regardez un point sur la main et ne regardez que cela!

Valorisez les capacités d'analyse de la cliente :[en désignant par exemple les yeux de la cliente]

— Comme vous me semblez très observatrice avec vos yeux, Je vais avoir besoin de vous et de vos capacités d'observation conscientes et inconscientes pour cet exercice.{Appel de l'inconscient}

—Vous allez simplement regarder ma main, un point sur ma main, et ne regarder qu'elle pour ne rien manquer de ce qui va se passer {Suggestion: il va se passer quelque chose} lors de l'entrée en transe.

 Vous avez annoncé la prophétie auto-réalisante et suggéré l'entrée en transe {Mais laquelle, la vôtre ou celle de la cliente ?} .

Assises toutes les deux {Avec votre cliente} sur des chaises voisines, placez les mains sur vos cuisses et demandez à la cliente de prendre la même posture. Puis mettez-vous en transe en auto-hypnose devant la cliente et suscitez une lévitation de votre main après lui avoir demandé d'observer attentivement votre main.

C'est une induction très efficace car elle va se focaliser sur votre lévitation et finir par entrer en transe rapidement elle aussi. Pour cette induction vous utilisez principalement un langage inconscient et les neurones miroirs[31] font le reste.

Demandez-lui par exemple:

ins *— Placez-vous comme moi et surveillez attentivement ma main. Je veux que vous fixiez un point sur ma main et que vous ne regardiez rien d'autre. Et surveillez le moindre changement, d'accord ?*

Et avec votre petite voix intérieure à l'attention de votre cerveau pensez de votre côté:

— Et je ne sais pas à quel moment ma main monte lentement?

Pour susciter votre lévitation...Et vous n'avez plus qu'à attendre la vôtre puis la lévitation de la cliente en reflet:

— Et pourtant elle monte.....

— Et la main monte, tout le temps... {Soyez permissive et patiente}

---

[31] Neurone qui fait partie d'un réseau servant à la fois à agir et à reconnaître les actions des autres individus. Ex. si vous voyez quelqu'un vous tendre la main, les neurones miroirs de votre propre cerveau s'activent par imitation exactement de la même façon que lorsque vous bougez vous-même votre main.

ra — *Les yeux se ferment.*

si — *Tandis que la main monte, je ne sais pas si la main touche la tête ou la tête touche la main mais pas maintenant...*

Vous observez en vision périphérique et bientôt la main de la cliente monte elle aussi. Il ne vous reste qu'a ratifier cette expérience pour parfaire cette induction . La cliente est surprise et elle se laisse aller à l'hypnose.

— C'est agréable de voir la main qui monte seule ?

Résumé de la technique :

ac — *Souriez*

pi — *Proposez un exercice en termes valorisants pour le contrôle et l'observation {Incorporez les résistances}.*

in — *Expliquez la position et la demande {observez ma main}*

in — *Mettez-vous en transe et annoncez la prophétie {Dans quelques instants la main monte...}*

i — *Mettez-vous en transe et suggérez vous une lévitation*

ra — *Ratifiez et approfondissez l'hypnose de la cliente*

sd — *Suggérez un travail sous hypnose pour le retour en transe facile.*

éme — *Émerge et demande de raconter l'expérience*

> *Réglez votre intentional sur votre transe. Celle de la cliente viendra automatiquement. {Ce faisant, vous utilisez un effet très puissant des neurones miroir très hypnotiques}.*

2. *Induction □ par balayage du corps*

— *Une induction qui s'inspire fortement du training autogène {Une hypnose du corps proposée par Schultz[32]}..*

pi— *Dans quelques instants .... Je vais vous aider à entrer en hypnose... mais pas tout de suite...{C'est vous qui êtes à la manœuvre}*

Schultz avait remarqué que la mise sous hypnose engendrait de la relaxation musculaire de là, son idée autogène de s'entraîner à provoquer des états de relaxation musculaire pour induire l'hypnose. L'idée de cette induction conversationnelle est de créer de la relaxation musculaire à la manière d'un balayage progressif du corps et de susciter à chaque fois une focalisation sur les sensations internes :

i — *Est-ce que vous savez encore bouger les orteils?... {Susciter un questionnement introspectif et forcer la cliente à tester le mouvement des orteils instinctivement}*

---

[32] Inventeur du training autogène qui est une méthode d'auto-hypnose particulièrement centrée sur les sensations corporelles.

La détente commence par quelques respirations réalisées par instructions:

☐i — *Est-ce que vous savez prendre trois respirations abdominales lentes et profonde ?... {Obtenir de l'engagement et profitez en pour vous synchroniser}*

 Concrètement, commencez le balayage par les pieds.
— Est ce que vous savez bouger un seul orteil? {Peu importe la réponse, calibrez le mouvement, vous avez attiré l'attention de la cliente dans son orteil en tout cas au niveau des pieds}
Puis continuez par des suggestions de détente.
— Est ce que vous savez comment cette partie des pieds se détend ? {Peu importe la réponse, la suggestion est passée}

Puis commencez le balayage proprement dit.
— Et les chevilles se détendent...
☐tqp *— Et les jambes aussi, je ne sais pas à quel moment.....*
Faites prendre conscience des différentes zones du corps qui se détendent:
— Et les mollets sont déjà plus détendus que les chevilles...
☐tqp *— Et les jambes aussi, je ne sais pas à quel moment.....*
Continuez avec le milieu du corps:
— Et le ventre...
— Et les hanches, et l'abdomen etc.....

Suggérez que la sensation de détente se conduit dans tout le corps et particulièrement au plus profond des organes.
— Tôt ou tard le ventre gargouille {Suggestion indirecte de détente des viscères}...
☐tqp *— Et le ventre gargouille {Ratifier car cela vient de se produire}*

Continuez avec les bras, le cou, les épaules etc... {Tout en calibrant}

*Surveillez la cliente....*Vous constatez qu'elle est calme, que sa respiration à changé et aussitôt ratifiez le en guise de preuve d'hypnose. Ensuite poussez la relaxation jusqu'à la racine des cheveux et observez la transe qui s'installe par le chemin de la détente. Il vous reste à ratifier l'hypnose ou à donner une preuve d'hypnose.

ra *— C'est agréable d'être sous hypnose d'être confortable ?*

Et produisez la preuve d'hypnose :

ph *— Et vous entrez à l'intérieur de vous...n'est ce pas ?*

Typiquement corporelle, cette induction est quand même ericksonienne car basée sur les mots de la détente et des zones du corps. Son registre est cependant musculaire et articulaire dans une hypnose du corps. Elle peut être utilisée particulièrement pour aborder une séance très calme et relaxante, apaisante..etc.... Elle ne convient pas pour déclencher une hypnose active {Pour un besoin de performance sportive par exemple}.

Résumé de la technique :

ac *— Souriez*

pi *— Pré-induisez la détente et la visite du corps humain {Comme une cathédrale par ex}*

in *— Suscitez un geste dans les orteils et une prise de conscience corporelle du mouvement {Début du balayage}*

☒ *— Suggérez la détente dans le pied.*

☒ *— Remontez doucement jusqu'à la tête en suggérant la détente musculaire.*

☒ *— Calibrez le sujet et remontez vos suggestions jusqu'à la tête {jusqu'à l'extrémité des cheveux}*

☒ *— Ratifiez la détente*

☒ *— Puis posez la preuve d'hypnose.{C'est confortable en hypnose , n'est ce pas ?}*

—Enchaînez la séance.

3.   *Induction ☐ par lévitation de la main*

— Une induction qui utilise le phénomène hypnotique de lévitation de la main. Plus facile à réaliser que la lévitation de la jambe. En relation d'aide on peut utiliser une lévitation de la main comme induction popularisée par Milton Erickson mais qui reste tout aussi étonnante pour le néophyte.

L'expérience du bras qui rêve et se soulève seul est étonnante pour ceux qui n'ont jamais pratiqué l'hypnose. Il s'agit de mouvements idéomoteurs donc inconscients qui peuvent être suggérés. La lévitation des membres est d'ailleurs observable à l'état d'éveil ou de transe et elle concerne les bras et les mains par exemple: lorsque vous regardez un match de tennis et que vos mains esquissent involontairement un mouvement de raquette. Beaucoup plus rarement dans les lamasseries tibétaines on a pu observer la lévitation d'un bonze assis en lotus. Je n'y ai pas assisté en personne, mais c'est une belle suggestion pour préparer une lévitation.

Le mouvement involontaire d'un bras conduit une main à léviter. On parle de lévitation de la main pour des raisons sémantiques, mais c'est le bras qui s'actionne en utilisant l'articulation du poignet du coude et de l'épaule afin de soulever la main. En somme lorsque la main monte doucement c'est une catalepsie très légèrement déséquilibrée vers le haut ou vers la tête. Surtout si on a suggéré que la main va toucher la tête :

— *Et je ne sais pas si la main touche la tête ou la tête touche la main...en premier ...*

 Parlez de légèreté dans n'importe quel contexte:

— *Nous avons eu un bel été, pour ma part, je n'attends pas l'hiver. Au fait vous savez qu'en hiver la lourdeur dure une heure alors que le léger été dure tout l'été.* [suggérez un train de pensée sur la légèreté]...

En mettant en doute les capacités simples de votre sujet pour aiguiser sa détermination à vous le montrer:

— *Pouvez-vous poser les mains comme ceci, sur vos cuisses? [Montrez le geste attendu en même temps]* :

Le sujet a placé ses deux mains sur ses cuisses. A vous de le guider vers un mouvement inconscient de lévitation.

— *et maintenant aux deux tiers ? [Le sujet s'exécute encore]*

maintenant que la collaboration est avérée, proposez une petite séquence de fonctionnement volontaire qui viendra en pré-induction du futur mouvement automatique:

— Savez vous placer la main droite au milieu entre le menton et la cuisse [le sujet s'exécute]

— Et maintenant la poser sur la cuisse mais pas complètement... avec juste un demi millimètre de distance avec le pantalon ? [le sujet est confus, mais s'exécute avec un air indécis]

Félicitez le sujet:

— bravo, c'est très bien et maintenant ne faites plus rien !

— ne faites plus rien que vous demander quelle main se lève en premier !

Attendez et observez la lévitation qui arrive. Accompagnez la de suggestions *ad hoc*.

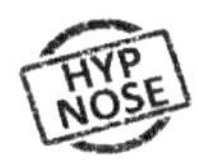 Dés que la main se soulève ratifiez :

ra *— la main se lève...*

Et produisez la preuve d'hypnose :

ph *— Et la main se lève comme un beau mouvement inconscient.*

—N'est-ce pas ?

Vous avez besoin de travailler pour alléger quelques craintes ou quelques sensations désagréables. Dans ce cas, vous ne pouvez l'éviter. Car la lévitation est tellement associée à la légèreté que son usage métaphorique convient très bien dans ces domaines.

Résumé de la technique :

ac — *Souriez*

pi — *Pré-induisez la légèreté.*

in —*Obtenez une position morphologiquement compatible avec la lévitation de la main {pensez au coude et à l'épaule qui pourront être sollicités}*

in —*Demandez une série de mouvements conscients.*

i —*Suggérez la prophétie auto-réalisante « la main se lève».*

ra —*Accompagnez la main qui s'élève avec des suggestions adéquates.*

ph —*Posez la preuve d'hypnose.*

i—*Enchaînez la séance.*

---

4. *Induction □ de la micro-sieste*

Une induction dérivée de l'induction de Volman. On peut considérer que c'est une induction par lévitation inversée particulièrement sans échec, puisque le bras finit toujours par arriver sur la cuisse.{Le bras peut rester longtemps en l'air, mais finit toujours par retomber}

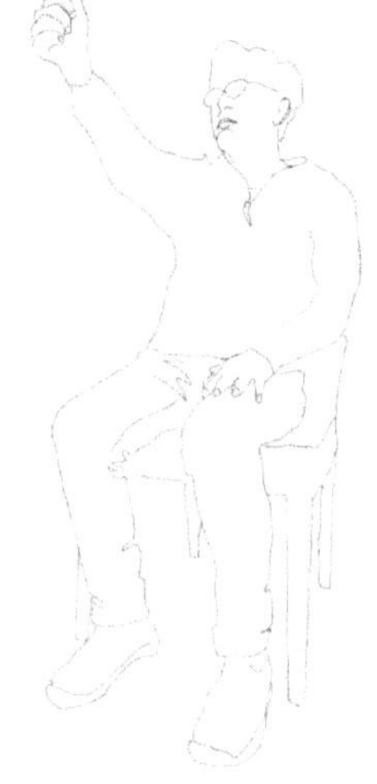

pi Racontez la micro-sieste utilisée en auto-hypnose:

si— *En Auto-hypnose, la micro-sieste est un exercice d'hypnose personnelle[33] qui permet de dialoguer avec son cerveau. Comme son nom ne l'indique pas, la micro-sieste n'est pas du sommeil, mais une action cérébrale que l'on demande à son cerveau. Le cerveau envisage alors la suggestion dans un état second qui a l'apparence du sommeil et qui est propice à une intense activité mentale. Une partie de vous {Le conscient} va demander à une autre partie {La partie inconsciente} de réaliser un certain travail mental. Et ce qui est génial, c'est que l'inconscient est bienveillant, il n'a pas de raison de ne pas vous faire plaisir* {La description de cette pratique individuelle de l'hypnose se comporte comme un discours vers l'homme de paille}

pi Vous ne risquez rien à suggérer la réussite: — *90% des sujets arrivent à faire une micro-sieste au premier essai !*

[ins]— *Dans quelques instants, mais pas tout de suite, je vais vous demander de lever le bras comme ceci. [Mimez le mouvement].* Ensuite demandez la participation et corrigez plusieurs détails de position:

---

[33] L'hypnose personnelle est une pratique simple de développement personnel par le dialogue avec son cerveau utilisant des techniques hypnotiques dont la micro-sieste est l'exercice phare.

[ins]— maintenant *levez le bras, Oui, mais plus haut que l'épaule.. un peu plus bas ...voilà c'est très bien. {Demandez des petits changements pour augmenter l'engagement}*
Voilà je vais vous donner une occasion de démontrer votre imagination {Suggestion d'amplification de l'imagination}
— De quelle couleur pourrait être l' ongle s'il était peint? — Euh rouge ?
—Bon tandis que l'ongle est rouge, Le bras est de plus en plus lourd.
Et demandez en suivant et en glissant la prophétie :

—Quand le bras touche la cuisse, il va se passer quelque chose d'extraordinaire et simplement de fermer les yeux pour une minute d'horloge ...

—Et maintenant soyez patient, le bras est lourd et va descendre, mais tu ne sais pas à que moment il atterrit sur la cuisse. {Tutoiement volontaire}

[quand le bras touche la cuisse]— Pfuiittt C'est agréable de plonger plus profond? Vous êtes en transe, n'est-ce pas et c'est bien confortable . N'est-ce pas ?

Vous souhaitez rendre le sujet autonome dans ses envies de changement. Apprenez lui donc cette micro-sieste et dites lui simplement que vous cherchez à:
— Lui donner le pouvoir sans le prendre!

Résumé de la technique :

— Souriez

pi —Racontez et mimez une micro-sieste en auto hypnose

in — Indiquez la position {Pouce levé et bras tendu} et corrigez là {plus haut que l'épaule}

in —Posez l'attente {au moment où le bras touche la cuisse...}

i — Suggérez l'attente et la prophétie

i —Attendez que le bras touche la cuisse

sd —Lorsque les yeux se ferment ratifiez la transe

app —Puis approfondissez l'hypnose

Réglez l'intentional, c'est à dire votre intention sur la lourdeur du bras. C'est la pré-induction qui est descriptive, ensuite il suffit d'attendre.

5. *Induction □ de la micro danse*

— Une induction découverte et améliorée par le désir d'expérimenter une induction en mouvement. En effet l'hypnose ericksonienne et de fait l'induction hypnotique est très souvent associée à la relaxation et à une relative immobilité corporelle. C'est en cherchant à expérimenter des hypnoses en mouvement que cette micro danse s'est peu à peu affirmée comme une induction qui peut d'ailleurs servir autant en auto-hypnose qu'en hétéro-hypnose.

La micro-danse est une <u>micro-sieste</u> active, un mmoyen d'atteindre la transe qui se déclenche sur le mouvement alternatif des bras et plus particulièrement sur le changement de sens du mouvement alternatif imposé par l'exercice.

Dans une micro danse[34], les mains bougent et lorsqu'une main descend l'autre monte. Elles sont liées comme deux ascenseurs jumelés dans un mouvement automatique qui les fait monter et descendre ensemble. L'inconscient s'empare du mouvement dans ce qui devient une transe en mouvement automatique.

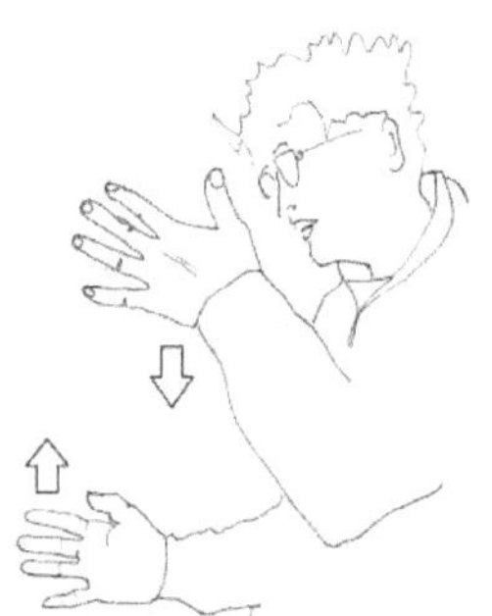

— Le bras gauche monte !
— Tandis que le bras droit descend !
— Vous n'avez rien à faire!

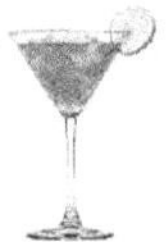 Racontez une anecdote sur un type de transe en mouvement : — *Les derviches tourneurs entrent en transe en pratiquant la danse répétitive.*

Ensuite racontez et mimez cette pratique d'auto-hypnose : — *En auto-hypnose, la micro danse se pratique debout, bien en équilibre sur ses pieds et en plaçant les mains comme sur le dessin. Commencez par mettre les mains en mouvement alternatif lorsque la main droite arrive en haut, les deux mains s'arrêtent un bref instant et repartent dans l'autre sens. Le mouvement devient automatique. Le mouvement est continuel. La seule chose qui peut changer c'est la vitesse et l'amplitude c'est-à-dire le moment ou bien l'endroit où le mouvement s'inverse.*

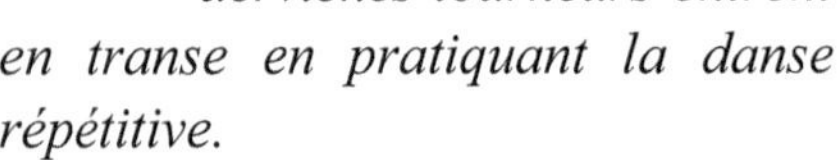 *—Ceux qui ont pratiqué cette manière d'hypnose sont toujours très curieux de quel moment les bras changent de sens.*

---

[34] Inspirée d'un exercice d'autohypnose proposé par Antoine Garnier

 $\boxed{\text{ins}}$—*Pour cette manière d'aller en hypnose, on peut utiliser un fond sonore de musique lente ou bien halluciner votre propre musique. Est ce que vous savez déjà quelle musique est dans votre tête? Si les yeux se ferment, le volume de la musique augmente ?*

$\boxed{\text{ins}}$— *Faites plusieurs allers-retours lentement, puis laissez ce mouvement devenir automatique. Au lieu d'inverser le mouvement consciemment, observez et soyez spectateur et curieux de voir à quel moment les mains changent de sens.*

$\boxed{\text{i}}$ — Demandez-vous simplement :— *Je ne sais pas à quel moment les mains changent de sens ?*

Racontez la prophétie auto-réalisante suivante :

— *Dans quelques instant, mais pas tout de suite, je vais claquer des doigts comme ceci et vous irez en hypnose en suivant le mouvement.* Ici la stratégie, après avoir installé le pattern du mouvement, est délibérément d'annoncer ce qui va se passer en suggérant !

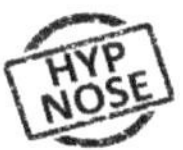

[clac] — C'est agréable de bouger sans le vouloir ? De laisser une partie de vous danser à son rythme ? Vous êtes en hypnose, n'est ce pas ?

$\boxed{\text{app}}$— *Et vous pouvez même approfondir à chaque descente de la main {Confusion: laquelle}*

Vous avez un sujet sportif de haut ou de moyen niveau...etc. Si vous lui faites essayer cette induction, ce sera facile ensuite de lui permettre d'utiliser l'hypnose en mouvement, loin des séances de relaxation dans un fauteuil confortable, mais bien plus proche des ses séquences ordinaire de vie. C'est encore une manière de le rendre autonome et de lui permettre d'utiliser l'hypnose dans ses activités.

Résumé de la technique :

|ac| — Souriez

|pi| —Racontez une anecdote sur une transe en mouvement.

— Expliquez et mimez la pratique de la micro-danse.

|in| —Demandez la mise en mouvement

|si| —Suggérez l'involontarité du mouvement automatique

|i| — Attendez et ratifiez le mouvement qui se continue

|dh| —Faite votre déclaration d'hypnose

|app| —Approfondissez l'hypnose en mouvement

6. Induction □ par poignée de main (Elman)

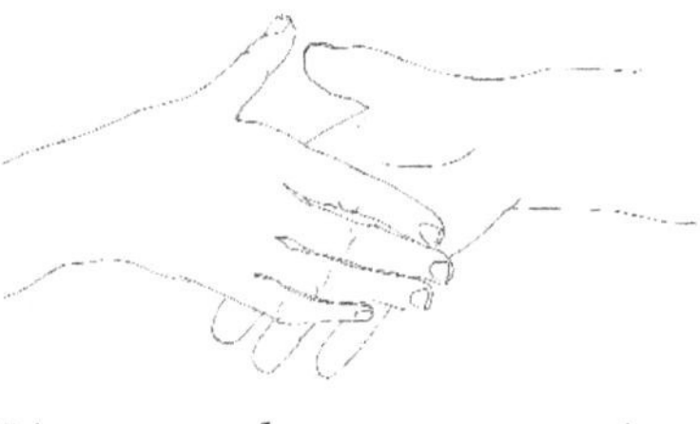

— Une induction créée par Dave Elman qui utilise une annonce de prophétie auto-réalisante et une rupture de pattern sur la secousse habituelle qu'il vous communique à chaque serrement de main annoncé. L'annonce de cette progression permet de contourner le facteur critique. Ensuite le petit choc lorsqu'il tire la main vers le bas constitue une rupture de pattern qui fait passer la suggestion d'entrer en transe.

Dave Elman qui est un homme de radio, est venu à l'hypnose comme un autodidacte. Contemporain de Milton Erickson, ils ne se seraient jamais rencontrés car Milton n'avait pas une bonne image de la pratique de l'hypnose en dehors du cadre médical. L'hypnose de Dave Elman est basée sur des paradigmes différents de l'hypnose ericksonienne. C'est une induction dite rapide qui demande une confiance en soi inébranlable.

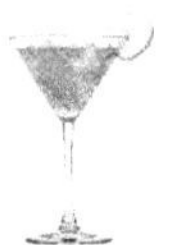 A l'approche du sujet, souriez puis tendez la main normalement pour déclencher la poignée de main. En même temps énoncez la prophétie auto-réalisante : — *Je vais vous mettre en hypnose, mais pas tout de suite* — Cette induction s'appuie sur l'attente de la prophétie. Chaque serrement de main produit les résultats que vous avez annoncés. L'attente est alors accrue du serrement suivant, jusqu'à l'entrée en transe aidée par un léger choc avec une rupture de pattern.

 Parlez d'hypnose avec aisance et assurance. demandez au sujet de vous regarder dans les yeux… puis énoncez ce qui va se passer :

Commencez en disant — *Regardez-moi dans les yeux* — et annoncez : — *Je vais vous serrer la main trois fois.*
— *La première fois vous pouvez vous autoriser à vous détendre, vous savez ce que l'on ressent lorsqu'on lâche prise, vous pouvez le ressentir et c'est ce que je veux.*
— *La deuxième fois, vous vous détendrez tellement que vos yeux voudront se fermer, mais ne les laissez pas se fermer pour l'instant.*
— *Et à la troisième fois vous pouvez fermer les yeux et vous laisser aller complètement comme vous plongez à l'intérieur de vous-même.*

Prenez-leur la main et expliquez à nouveau ce qui va arriver avec le premier serrement :—*Vous pouvez-vous autoriser à vous détendre, vous savez cet état de transe tranquille, vous pouvez le ressentir et c'est ce que je souhaite.*

Secouez-leur la main 2 ou 3 fois. Lâchez la main. Reprenez leur la main et expliquez ce qui va arriver cette deuxième fois : —*Vous vous détendrez tellement que vos yeux veulent se fermer, mais ne les laissez pas se fermer pour l'instant. Secouez-leur la main 2 ou 3 fois. Lâchez la main.*

Secouez leur main plusieurs fois. Puis lâchez leur main. Leur prendre la main une troisième fois et expliquer à nouveau ce qui arrivera avec ce serrement:

— *La troisième fois vous pouvez fermer les yeux et vous laisser aller complètement comme vous plongez à l'intérieur de vous-même.*

Soulevez-leur la main jusqu'à ce que vous commenciez à bouger, puis votre main descend et tire légèrement{Un petit choc} vers le bas et vers l'avant {Provoquez une rupture de pattern que vous aviez initié}et vous dites en même temps :

— *Dors maintenant*

puis :

— *Ferme les yeux et plonge à l'intérieur.*

Tout au long de cette induction, si vous remarquez une réponse corporelle de votre sujet ratifiez-la en sus. Si par exemple les yeux clignotent ou se ferment parlez-en ou bien si une respiration est remarquable parlez-en comme d'une relaxation.

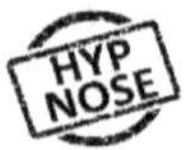 Par la suite vous pouvez enchaîner avec un approfondissement: — *De plus en plus profond,*

ftuitttt...

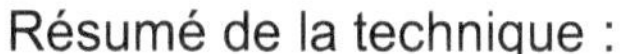

Vous souhaitez utiliser une induction rapide. Si vous lui faites essayer cette induction, profitcz en pour observer sa sensibilité à la rupture de pattern. Votre cliente sera ensuite susceptible de repartir ensuite en transe plus facilement avec d'autre inductions.

Résumé de la technique :

ac — *Souriez*

pi —*Je vais vous mettre en hypnose mais pas tout de suite [Puis tendez la main]*

pi — *Annoncer que l'on va serrer trois fois la main et ce qu'il va arriver à chaque fois.*

in —*Rappeler ce qui arrive la première fois et serrer la main la première fois. Ratifiez si nécessaire.*

i —*Rappeler ce qui arrive la seconde fois et serrer la main la seconde fois. Ratifiez si nécessaire.*

i — *Rappeler ce qui arrive la troisième fois et serrer la main pour la troisième fois.*

i —*Provoquer une entrée en transe en tirant la main vers le bas et l'avant en disant :— Dors maintenant !*

dh *Faites votre déclaration d'hypnose:— Et tu dors profondément!*

app —*Approfondissez l'hypnose*

7.   *Induction □ par poignée de main (Bandler)*

— Une induction créée par Richard Bandler qui utilise une rupture de pattern avec la saisie autoritaire de la main du sujet. Celui-ci se laisse faire car il est au milieu d'un pattern et reste désemparé par la surprise. La prise de contrôle de la main est un moyen simple, mécanique et instantané pour contourner le facteur critique. Ensuite la suggestion de fixer un point puis de plonger en transe passe quasiment à coup sûr et induit l'hypnose.

Richard Bandler, co-concepteur de la PNL est contemporain de Milton Erickson qu'il a observé pour tenter de modéliser ses stratégies de thérapeute hors du commun. Cette induction utilise une interruption de pattern pour permettre de passer la suggestion forte de la main qui s'approche du visage en constituant un mouvement automatique sans échec.

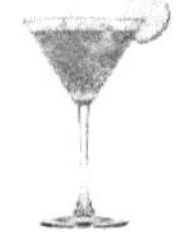 Devant le sujet, souriez puis tendez la main normalement pour déclencher cette convention sociale. Ensuite utilisez le comportement prévisible du sujet qui répond à la poignée de main comme cadre de l'induction.

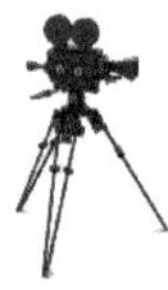 Pas de préparation particulière, lancez juste votre bras comme pour une poignée de main normale. Mais prévoyez d'esquiver la main du sujet. Il faut travailler vos réflexes pour ne pas tomber dans une poignée de main classique.

 A l'approche du sujet, tendez la main normalement comme si vous alliez serrez sa main comme à

l'ordinaire. Le sujet vous tend la main[35], cependant vous esquivez brusquement sa main afin qu'elle ne touche pas votre main qui doit passer au dessus ou au dessous de la sienne. {Calibrez la confusion du sujet} Faites ceci une fraction de seconde avant que vos mains se rencontrent, puis en profitant du désarroi provoqué avec votre main gauche prenez promptement le poignet du sujet et levez autoritairement sa main paume vers son visage et dites :

— *Regarde ta main....*
— *Et regarde une ligne sur la main*
— *Et regarde un point sur une ligne*
— *Sois curieux de la main qui s'approche pendant que les yeux se ferment.*

Il reste à accompagner le voyage de la main[36] concomitant à l'entrée en transe hypnotique :

— *Et tandis que la main monte, je ne sais pas si la main touche la tête ou la tête touche la main en premier.*

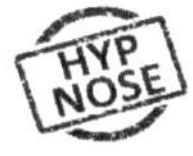

Par la suite lorsque la main est collée au crâne, vous pouvez en faire une évidente preuve d'hypnose:

---

[35] Une variante encore plus rapide a été créée par Derren Brown qui lorsque le sujet tend la main, il lui prend le poignet avec l'autre main et tire une secousse vers l'avant en disant « dors » profitant alors de l'effet total de surprise.

[36] En première variante, la main peut rester cataleptique sans bouger en face du visage. Dans ce cas, vous suggérez alors une chute vers la cuisse pour approfondir l'état d'hypnose. En seconde variante la main chute seule vers la cuisse ou parfois sur le côté et vous l'encouragez par la suggestion en approfondissant.

— Et la main est collé au crane et plus tu essaye de la décoller plus elle est collé...

puis enchaîner avec un isomorphisme : *— Et si la main se décolle, pendant que le bras descend ...tout autre processus s'active...*

Vous voulez faire entrer en transe rapidement un sujet.

Si vous lui faites essayer cette induction, il sera surpris, mais ce sera facile ensuite de lui permettre d'approfondir l'hypnose rapidement et d'y revenir avec d'autres types d'inductions:

app *— Et vous dormez profondément, de plus en plus profondément d'un sommeil où vous n'entendez que ma voix.*

Résumé de la technique :

ac *— Souriez*

in *— Puis tendez la main mais esquivez complètement la main du sujet*

in *—Avec votre main gauche, saisissez autoritairement la main du sujet et placez la paume vers son visage*

i *— Demandez-lui de fixer une ligne puis un point*

i *—Lâchez sa main en la poussant légèrement vers la tête*

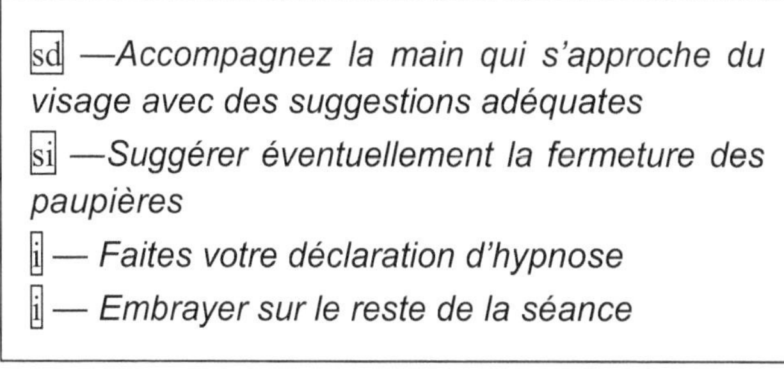

8. *Induction □ par questionnement inductif*

— Une induction qui utilise une forme particulière de questions très hypnotiques dans leur répétition.

pi *— Est ce que tu sais pourquoi .... la main monte ?*

Pour rendre plus redoutable cette technique.

Ceux qui ont déjà pratiqué le questionnement inductif savent que ce feu roulant de questions, dont la teneur des réponses du sujet importe peu, conduit doucement à la transe et constitue une induction à part entière. Car une fois que le sujet a accepté de jouer le jeu de collaborer à cet interrogatoire particulier, il est pris par les suggestions que vous amenez progressivement vers la transe.

i *— Est-ce que vous savez à quel moment ?... Vous entrez en transe profondément.*

Les questions inductives sont faciles à fabriquer et contrairement aux apparence, à ce qu'un observateur externe pourrait penser, vous vous moquez de ce que sera la réponse consciente:

— Est ce que vous savez comment, il vous vient rapidement une idée nouvelle ?

— Oui/non/bof/je ne sais pas {La réponse importe peu}

La structure d'une question inductive est la suivante :

[Est ce que vous savez comment ?] + [il vous vient rapidement une idée nouvelle ?]

Le questionnement inductif accapare le conscient avec des questions d'une forme particulière qui contiennent des suggestions dans la seconde partie de la phrase. Une première partie pose une question au niveau conscient et déclenche une introspection car la réponse est difficile alors que la deuxième partie de la question profite de cette introspection qui abaisse le facteur critique pour faire passer une suggestion à l'attention de l'inconscient. Ceux qui ont déjà pratiqué le questionnement inductif savent que ce feu roulant de questions, dont la teneur des réponses du sujet importe peu, conduit doucement à la transe et constitue une induction à part entière. Car une fois que le sujet a accepté de jouer le jeu de collaborer à cet interrogatoire particulier, il est pris par les suggestions que vous amenez progressivement vers la transe.

Question inductive = [début de question{pour occuper le conscient}] + [suggestion {pour passer à l'inconscient}]

Ce mécanisme simple permet, en improvisant un interrogatoire anodin, de générer un flux de suggestions vers l'inconscient menant à la transe après avoir abaissé le facteur critique.

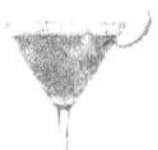 Parlez de questions et de réponses qui ne sont pas forcément corrélées :

— Savez vous que chaque question possède une force que bien souvent ne contient plus sa réponse[37] ? [suggérez un train de pensée sur le questionnement]…

— Savez vous qui disait: j'ai les questions à toutes vos réponses ?

 Concrètement, utilisez votre prononciation pour isoler la deuxième partie de la phrase comme une suggestion indépendante. Ainsi vous direz «Est ce que vous savez comment?» sur un ton interrogatif puis après une pause «Il vous vient une idée nouvelle» sur un ton différent plus neutre comme celui que vous utiliseriez pour énoncer un fait. Par ailleurs, Indiquez à la cliente qu'elle peut répondre mais que ses réponses ne sont pas obligatoires. En fait elle peut répondre si elle le souhaite, mais cela n'a vraiment aucune importance. En prévision de l'usage de cette induction, et pour entraîner votre cerveau à ce type d'induction, vous pouvez rédigez à l'avance une induction qui ne comporte que des questions inductives et vous en inspirer en séance:

— Est ce que vous savez ? de quel côté vous entrez en transe naturellement.

---

[37] Attribué à Elie Wisel.

— Est ce que vous savez ? comment être le plus confortablement sur ce fauteuil ?

— Est ce que vous savez ? quelle profondeur de transe cette partie de vous va proposer ?

— Est ce que vous savez ? ce que vous ne savez pas que vous savez sur la transe? {confusion}

— Etc...

Vous pouvez aussi vous entraînez vous dans la vie courante pour mieux comprendre les problèmes de vos proches et posez souvent des questions du type:

*— Est ce que tu sais si **tu vas faire tes devoirs**?*

*Surveillez la cliente....*Vous constatez qu'elle est confuse, les yeux dans le vague, elle commence à montrer des signes de transe et en particulier ne répond que très lentement ou même pas du tout .... ratifiez cela va conclure l'induction:

ra *— C'est agréable, d'être confortable?*

Et produisez la preuve d'hypnose:

ph *— Et vous entrez à l'intérieur de vous...n'est ce pas?*
Typiquement conversationnelle, cette induction est sur les mots et son registre est particulièrement langagier à l'opposé d'une hypnose du corps. Utilisée particulièrement pour dénouer les croyances, les injonctions parentales etc....

Résumé de la technique :

ac — *Souriez*

pi — *Pré-induisez la questiologie {l'art des questions et des réponses}.*

in —*Donnez le mode d'emploi {vous pouvez répondre, mais ce n'est pas obligatoire}*

i — *Posez une première question inductive.*

i — *Posez un flot de questions inductives.*

ra — *Observez le sujet*

[i] Continuez à poser des questions inductives

ra — *Ratifiez les signes de transe*

ph —*Posez la preuve d'hypnose.*

—Enchaînez la séance.

9. *Induction □ par répétition*

— Une induction que l'on doit à Anthony Jacquin qui a la particularité d'être impromptue et sans échec.

pi *— Dans quelques instants .... Je vais vous placer en hypnose... mais pas tout de suite...*

Ce qui rend redoutable cette technique d'induction, c'est qu'elle ne prétend jamais à être une mise sous hypnose, en tout cas pas maintenant. C'est un peu comme Alice au pays des merveilles à qui l'on annonce que pour le goûter il y a de la confiture hier et demain.

Elle est qualifiée d'impromptue car elle peut s'appliquer directement à une personne assise devant vous par exemple. Et elle convient aussi bien en hypnose thérapeutique en cabinet qu'en situation sur le terrain.

Vous allez répéter un certain nombre de fois la même séquence qui constitue un apprentissage de ce que vous voulez démontrer.

Vous allez expliquer qu'avant de rentrer en transe il faut tout d'abord bien savoir comment en sortir, et en l'occurrence à baisser le bras pour revenir dans l'ici et maintenant.

Il est probable qu'à la troisième, ou quatrième fois {A vous d'observer à laquelle} que vous faites ce discours, le bras se soulèvera de lui-même {A vous de ne pas le saisir franchement et de simplement l'accompagner gentiment dans sa lévitation}. Concentrez-vous alors sur les autres signes d'entrée en hypnose que vous pouvez alors généreusement ratifier. {C'est ici le cœur de l'induction elle-même alors que la cliente ne s'y est pas préparée}

$\boxed{i}$— *En même temps que ce bras se lève et que les yeux se ferment, et que le bras s'immobilise par lui-même. Je vais vous parler d'une certaine manière et quand ce bras atteindra un certain point vous remarquerez un certain nombre de choses qui vous feront savoir que vous êtes en train d'entrer en hypnose. Et ensuite pour vous faire ressortir de cette transe, je baisserai le bras comme ceci [baisser le bras en même temps]*

La répétition produit l'hypnose.{n'hésitez pas à répéter de nombreuses fois cette séquence qui est de plus en plus hypnotique.

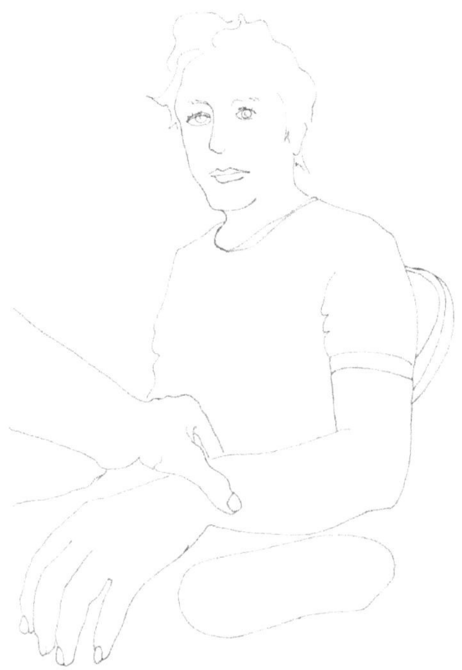

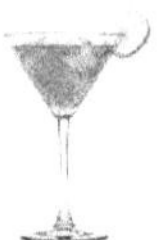 Vous expliquez pas à pas ce qui va se passer, tout en disant que cela n'arrive presque jamais ou encore pas maintenant :

— Dans quelques instants, avec votre autorisation, je vais simplement vous prendre le bras comme ceci {Joignez le geste à la promesse en parole...}

[saisissez le bras par le dos de la main]

— Parce qu'avant d'aller en hypnose, je veux que vous sachiez quelques petites choses...{Présupposé: vous allez

aller en hypnose} Avec cette affirmation, vous détournez les soupçons d'une mise en hypnose frontale.

Concrètement, utilisez l'acceptation tacite du sujet à en savoir un peu plus sur *«comment revenir de transe»* pour guetter les signes de transe et les ratifier pour produire l'hypnose. Prenez votre temps, car vous n'avez rien à prouver puisque vous n'avez annoncé aucun résultat dans un temps donné. Répétez la séquence le nombre de fois qu'il faut, le temps joue pour vous.

Prenez votre temps pour expliquer ce qui va se passer pour revenir d'hypnose et profitez-en pour guetter les signes d'hypnose et les ratifier.

— *Puis-je emprunter votre bras? Oui? Dans quelques instants, je vais juste soulever votre bras comme ceci [soulever comme sur le dessin] et je ne veux pas que vous partiez en hypnose parce que je veux d'abord vous expliquer ceci...parce que, ce qui est important c'est de toujours revenir en baissant le bras comme ceci ...[En baissant le bras vers la cuisse]*

[répétition 1]— *Voilà, vous n'irez pas en hypnose tout de suite et je vais juste soulever votre bras comme ceci [Soulever comme sur le dessin] et je veux d'abord vous expliquer ceci...[ratification de ce qui se produit] parce le plus important c'est de revenir en baissant le bras comme ceci ...[en baissant le bras]*

[répétition 2]— *Voilà, je vais juste soulever le bras comme ceci [Soulever comme sur le dessin] et je veux d'abord vous expliquer ceci...[Ratification de ce qui se produit] parce le plus important c'est de revenir en baissant le bras comme ceci ...[en baissant le bras] dans l'ici et maintenant en s'autorisant de se détendre.*

Etc...[Répétition 3 ou plus]

Profitez de ces répétitions pour suggérez des modifications, des signes de transe et ratifiez-les par exemple {Respiration, rythme cardiaque, détente du visage etc....}

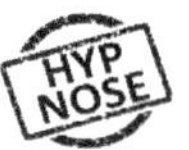 *Surveillez la cliente....*Vous constatez que sa respiration a changé et ses yeux dans le vague se dé-focalisent, elle commence à montrer des signes de transe de plus en plus significatifs. C'est le moment .... ratifiez cela va conclure l'induction :

ra *— C'est agréable, ce bras qui reste suspendu ? {ratifiez la catalepsie}*

Et produisez la preuve d'hypnose :

ph *— Les yeux se ferment et vous entrez à l'intérieur de vous...n'est ce pas ?*

Typiquement conversationnelle et kinesthésique, cette induction est en fait un apprentissage d'une hypnose du corps. Utilisée particulièrement pour captiver les types de personnalités curieuses et analytiques de la situation...

Résumé de la technique :

ac *— Souriez*

---

pi — *Exposez la proposition {mettre en hypnose, mais pas tout de suite et tout d'abord expliquer comment faire pour revenir de transe}.*
in —*Donnez le mode d'emploi en décrivant ce que vous allez faire et en le faisant.*
i — *Refaites-le plusieurs fois en observant et en ratifiant tous les changements.*
i — *Refaites à nouveau*
ra — *Ratifiez la lévitation ou la catalepsie.*
ra — *Ratifiez les signes de transe*
ph —*Posez la preuve d'hypnose.*
—*Enchaînez la séance.*

COMMENT CHOISIR UNE INDUCTION?

On ne choisit pas toujours une induction de la même manière. Voici quelques idées qui permettent de progresser en induction. Vous choisissez par exemple:

1.   Celle que vous connaissez le mieux

C'est la solution de facilité. Milton Erickson considère que la suggestion la plus facile à faire passer, c'est : — *Continuez à faire ce que vous faites.* C'est un bon choix pour vous rassurer car vous êtes en territoire connu, mais qu'en est-il du sujet? Observez bien, peut être vous suggére-t-il une variante ou bien carrément une autre induction? Mais laquelle ? En tous les cas si vous choisissez celle-la pourquoi ne pas en profiter pour tester un nouveau champ lexical de la pré-induction ou bien un détail à ajouter au déroulement classique de votre induction. C'est comme ceci que l'apprentissage global des inductions avance. {Ajoutez par exemple un grain d'ennui en pré-induction en annonçant que cela peut parfois durer 45 minutes}

2.   Selon la pré-induction

Considérez que votre intuition à déroulé les prémisses de l'induction tout au long de la pré-induction. Selon ce que vous avez raconté, il peut être judicieux de vous laisser porter vers une induction qui corrobore et qui vient en congruence avec la tonalité {Et pas obligatoirement la totalité} de la pré-induction. Il est toutefois paradoxal de défendre que:

1. la pré-induction doit être cohérente avec ce qui viendra ensuite en induction, puis d'affirmer que:

2. l'un des meilleurs moyens de choisir une induction est de choisir une induction qui colle avec ce qui a été dit au cours de la pré-induction par vous mais aussi par le sujet.

3. *Selon la compétence de la cliente*

Nous sommes plus ou moins doués pour susciter tel ou tel phénomène hypnotique, ce qui ne veut pas dire que l'apprentissage n'est pas possible pour améliorer notre capacité. Milton Erickson passait parfois de longues heures pour apprendre à ses clients le phénomène hypnotique qu'il utilisait ensuite pour fissurer ou faire disparaître le symptôme. Vous aurez intérêt à utiliser en priorité les phénomènes pour lesquels votre interlocuteur est doué. Faites-vous ainsi rapidement une idée de sa capacité à :

1.Faire une amnésie :

— *J'ai encore oublié mon téléphone.*

Jouer avec le temps :

— *La réunion est passée trop vite !*

2.Se dissocier :

— *Mon bras me fait mal !*

Ce qui signifie que l'on gagne à susciter les phénomènes hypnotiques intimement associés aux symptômes ou problèmes pour les utiliser vers la solution.

— *Si c'est une partie du problème, ça pourrait être une partie de la solution.(* Manuel des Ph Hypnotiques – Edgette)

4. *Pour s'amuser à expérimenter.*

La pratique de l'hypnose est consubstancielle de la curiosité. Aussi vous pouvez aussi choisir une induction pour avancer dans la connaissance et la pratique des phénomènes hypnotiques, ou bien dans la maîtrise d'un protocole[38]. Généralement, les phénomènes peuvent se classer sous forme de paire d'opposé. Milton Ericksson y voyait un puissant levier en rhétorique hypnotique autour de l'apposition des contraires : Par exemple les paires suivantes:

- Amnésie←→Hypermnésie
- Régression en âge←→Futurisation
- Anesthésie←→Hyperesthésie
- Hallucination négative←→Hallucination positive
- Contraction du temps←→Expansion du temps

sont intéressantes à explorer,particulièrement en ré-induction après avoir raconté des histoires naturalistes sur les couples de phénomènes. Il s'agit alors de découvrir {Pour la cliente}

---

[38] Un protocole est une séquence d'hypnose qui donne en général de bons résultats de changement sur une famille de demandes en relation d'aide. Voir Guide des protocoles Hypnose et PNL Hypnose de référence; du même auteur.

et parfois pour vous {Si ce phénomène n'est pas déjà expérimenté} l'expérience du gradient d'un phénomène jusqu'à son apposé.

5. *En voyant l'induction comme une pré-induction*

Dans ce cas il convient de concevoir l'induction de la séance N°1 en guise de pré-induction de la prochaine séance N°2. Autorisez-vous une vision du futur qui englobe une stratégie pluri-séance. Ce sera par exemple une induction dont le but est de mettre en place des outils utilisables lors des prochaines séances. {Un grand classique est de mettre en place un lieu de sécurité que vous utiliserez par la suite, mais les outils peuvent être beaucoup plus subtils}

6. *En construisant vos inductions personnalisées*

Presque chaque hypnotiseur à proposé son induction et lui a souvent laissé son nom. {Erickson, Volman, Elman, Kappa etc....) C'est dire que lorsqu'on pratique l'hypnose, il est normal de réfléchir à ce sujet. Pourquoi ne pas imaginer une induction originale qui vous convient, qui vous corresponde et que vous allez peut être peaufiner toute une vie d'hypnose avant de la proposer aux autres hypnotiseurs. Pour aller vers cette induction personnelle, vous pouvez l'inventer ou plus simplement commencer par composer vos inductions {Comme en hybridant les inductions comme ci-après} :

7. *Commencez par une induction et terminez par une autre*

On ne choisit pas une induction pour la dérouler comme une recette de cuisine. Et en plus, sauf en auto-hypnose, il faut être deux pour dérouler une induction convenablement.

— Laissez-vous guider par celui qui part en transe, il connaît le chemin qui est un de ses chemins intérieurs.

Imaginez: Vous suggérez une lévitation et la main ne fait pas mine de monter. Laissez-lui le temps, mais au bout d'un temps raisonnable, vous pouvez parfaitement changer de registre de suggestion. En fait, vous avez le droit de dire tout et son contraire tant que vous êtes dans la suggestion. Et c'est pour cela que vous suggérez maintenant la lourdeur de la main: *— Et je ne sais pas à quel moment, il vient une sensation de lourdeur dans la main.*

En agissant de la sorte, vous êtes parfaitement utilisationnel puisque la lourdeur existe et que vous ne faites que la ratifier. Avancez comme ceci et l'induction se mène un peu toute seule en fonction des réponses musculaires du sujet.

8. *Choisissez une induction fétiche et ajoutez-y des mécanismes supplémentaires*

— Vingt fois sur le métier remettez votre ouvrage:

Votre induction fétiche est parfaite, elle vous rassure et elle fonctionne parfaitement. C'est une excellente base pour faire de nombreux progrès en matière d'induction.

Amusez vous à y ajouter ou à en enlever un petit détail à chaque fois pour tourner votre curiosité vers l'exploration de tous les mécanismes de l'induction.

: — Polissez-le sens cesse et le repolissez ; ajoutez quelque fois, et souvent effacez.

Elle deviendra plus complète, plus efficiente et pourquoi pas sans échec.

Par exemple si vous faites une lévitation {Voir § lévitation de la main} vous évoquez déjà un phénomène hypnotique, mais que pouvez-vous rajouter à cette induction pour la rendre plus puissante? Voici quelques pistes:

1. Ajoutez donc un <u>sentiment d'ennui</u>, c'est facile il suffit de suggérer: — *Il ne reste plus qu'à attendre, parfois, cela peut durer plus de 30 minutes et souvent les doigts bougent presque tout de suite.* Le sentiment d'ennui renforce les inductions car lorsque vous avez suggéré une situation ennuyeuse il est si facile pour la cliente d'entrer en transe pour éviter l'ennui !
2. Ou bien ajoutez une <u>absorption</u>, c'est facile il suffit de suggérer au sujet, en plus de vos instructions pour l'induction réalisée de regarder un point sur la main et de le fixer: — *Choisissez une main et un point sur la main et à partir de maintenant ne faites que fixer ce point. Quoiqu'il arrive, même si la lumière change, ou si le point scintille fixez ce point....et dites moi quand le point change...*
3. Ajoutez la force du regard en usant de <u>fascination</u>. Regardez la cliente dans les yeux et faites le nécessaire pour vous synchroniser en «non verbal». Vous pouvez aussi ajouter une injonction : — *Regardez-moi dans les*

yeux et essayez de ne pas clignoter... D'une manière générale personne n'est habitué à se voir regarder dans les yeux, le fait de le demander le rend admissible et de toute façon très hypnotique en accélérant la survenue d'un état de fascination.

4. Jouez avec le phénomène de focalisation: Racontez en pi une histoire naturaliste sur la focalisation comme moyen d'utiliser le cerveau dans une seule direction en toute efficience. Une vision périphérique, une suggestion de n'entendre que votre voix compléteront la focalisation.— *Et dans quelques instant, vous entrez dans un profond sommeil où vous n'entendez que ma voix...*

5. Ajoutez quelques passes magnétiques sans toucher la personne. Laissez-vous guider par la chaleur magnétique que vous ressentez dans la main et laissez votre main parcourir la proximité de la cliente sans la toucher. Rassurez-vous ces passes fonctionnent en facilitateur d'induction même si vous n'y croyez pas. Elle peuvent servir à induire ou même à approfondir l'hypnose.

6. Ajoutez une dose de surprise. Proposez par exemple une vision nouvelle de l'environnement pourquoi pas vers une hallucination simple:— *Et en ouvrant les yeux ce sera un peu flou mais très vite vous ne me verrez plus. Vos yeux me verront mais pas vous, pas votre cerveau... Vous allez continuer de m'entendre mais je serais invisible...*

7. Jouez avec la saturation. — *Pouvez-vous faire ceci et cela en même temps et encore cela et pouvez-vous aussi répéter tout ce que je dis ...*

8. Créez un pattern pour le plaisir d'interrompre le pattern. — *Faites tourner la main comme ceci et imaginez un petit caillou blanc. La main tourne et le petit caillou qui est le bonheur de votre famille grandit doucement. Surveillez le caillou blanc.... et maintenant stop [prenez*

la main pour empêcher de tourner et posez-la sur la cuisse

9. Valorisez l'<u>imagination</u>: — *L'hypnose c'est l'imagination et vous êtes très doué. Souvenez vous de votre porte d'entrée...maintenant imaginez une petite porte verte comme une chatière en bas de la porte, mais pour qui peut-elle bien être ?*

10. Utilisez un <u>petit choc</u>: Point n'est besoin de force brutale mais un mouvement surprenant:— *Et au moment où je vous dis le plus...[tirez sur la main en cours de phrase pour être encore plus dans la surprise et ne continuez pas la phrase]...*

CONCLUSION

Vous connaissez maintenant 21 inductions très différentes, chacune utilisant un mécanisme particulier et vous avez la possibilité de les essayer {De préférence en ré-induction} ou encore d'améliorer votre induction préférée de jour en jour par petites touches {En ajoutant un grain de tel ou tel mécanisme à vos inductions}. Soyez curieux de ce qui change à chaque fois que vous introduisez un nouveau mécanisme. Qui aurait cru par exemple qu'être ennuyeux facilitait la survenue de l'hypnose? C'est ce qu'il vous faut observer pour l'intégrer et en faire le miel de votre pratique personnelle.

Si vous avez coché des cases qui vous intéressent, n'ayez pas peur d'apprendre rapidement. Ce sera probablement en dehors de la lecture que s'induiront les progrès par le biais de la curiosité puis l'hypnose.

— Ce guide est aussi une induction de papier !

CONTACTER L'AUTEUR :

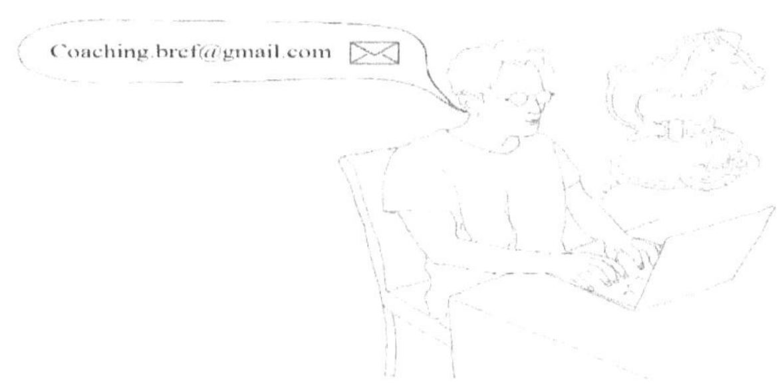

Du même auteur :

Coacher avec l'hypnose conversationnelle, *manuel pratique*, seconde édition revue et augmentée, Interéditions

Influencer positivement, *Guide pratique d'hypnose conversationnelle pour tous*, Interéditions

Passe tes exams sous hypnose, *30 astuces d'hypnose personnelle pour réussir Bac,concours, examens*, Dunod

150 stratégies d'hypnose conversationnelle, *pour le soin, la relation d'aide ou le coaching*, Interéditions

Auto-hypnose pour s'épanouir dans son travail, *Faites équipe avec votre cerveau*, Dunod

Le Grand Livre des Hypnoses, *60 approches à connaître, pratiquer et mettre en œuvre*, Luc Vacquié, Marco Paret, Dunod

Guide des suggestions hypnotiques, *et des métaphores hypnotiques*, Hypnose de référence

Guide des protocoles hypnose et PNL, *Les 80 demandes les plus fréquentes*, Hypnose de référence

145

Guide des phénomènes hypnotiques, *indispensable pour pratiquer l'hypnose*, Hypnose de référence
Guide du Langage hypnotique,, *et des micro-langages hypnotiques*, Hypnose de référence
Dormir avec l'hypnose, *en 3 Jours*, Hypnose de référence

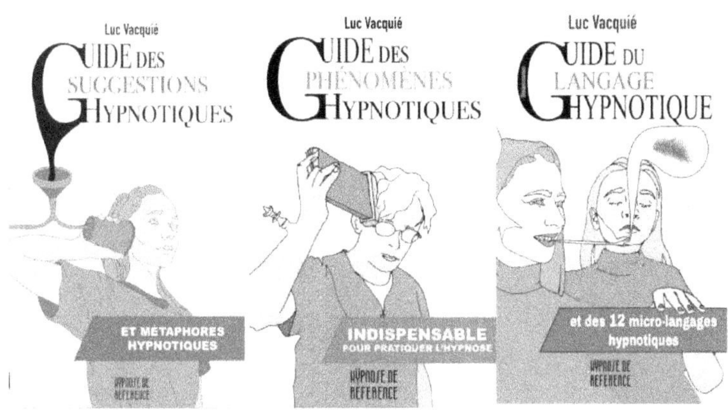

Luc Vacquié
GUIDE DES SUGGESTIONS HYPNOTIQUES
ET MÉTAPHORES HYPNOTIQUES
HYPNOSE DE RÉFÉRENCE
Luc Vacquié
GUIDE DES PHÉNOMÈNES HYPNOTIQUES
INDISPENSABLE POUR PRATIQUER L'HYPNOSE
HYPNOSE DE RÉFÉRENCE
Luc Vacquié
GUIDE DU LANGAGE HYPNOTIQUE
et des 12 micro-langages hypnotiques
HYPNOSE DE RÉFÉRENCE

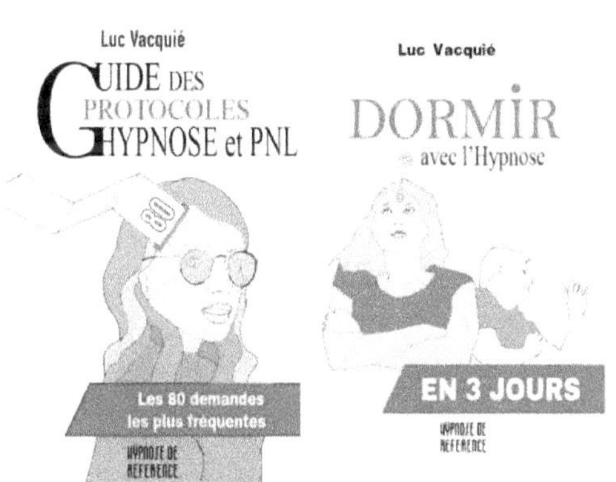

Luc Vacquié
GUIDE DES PROTOCOLES HYPNOSE et PNL
Les 80 demandes les plus fréquentes
HYPNOSE DE RÉFÉRENCE
Luc Vacquié
DORMIR avec l'Hypnose
EN 3 JOURS
HYPNOSE DE RÉFÉRENCE

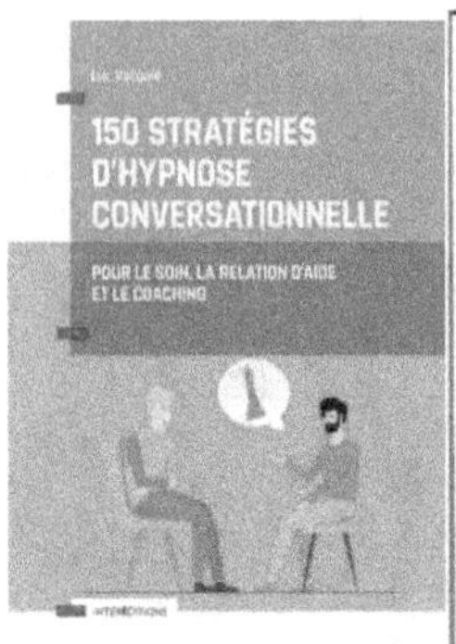
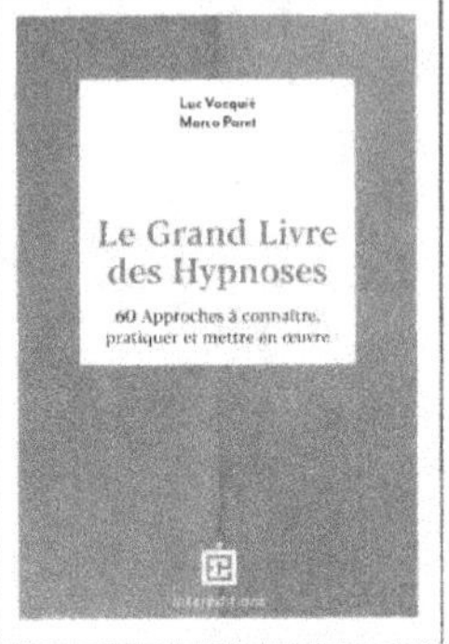
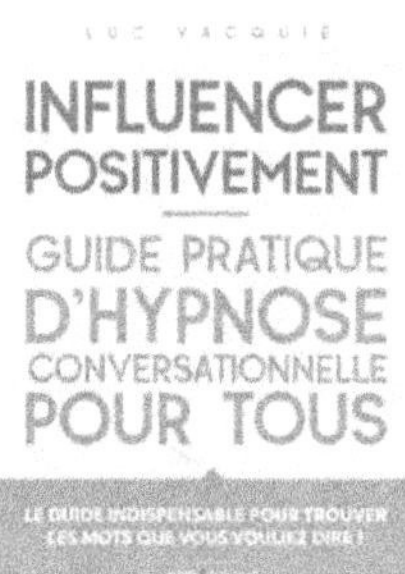
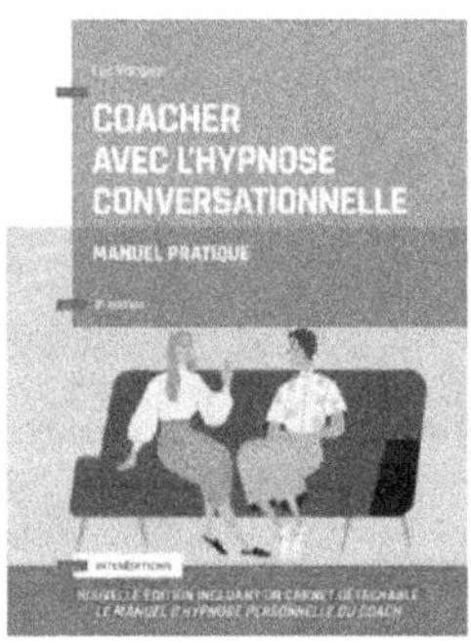
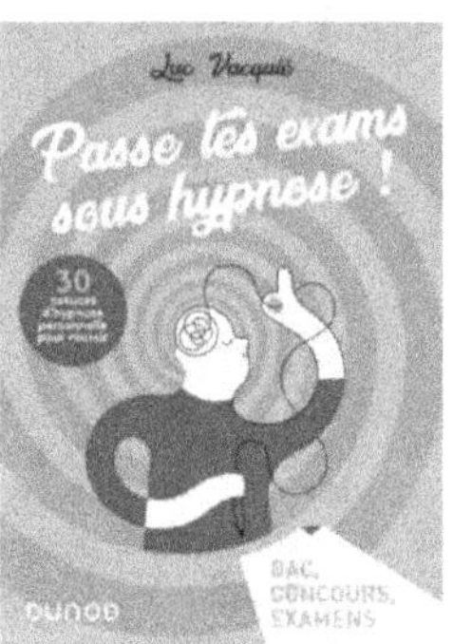
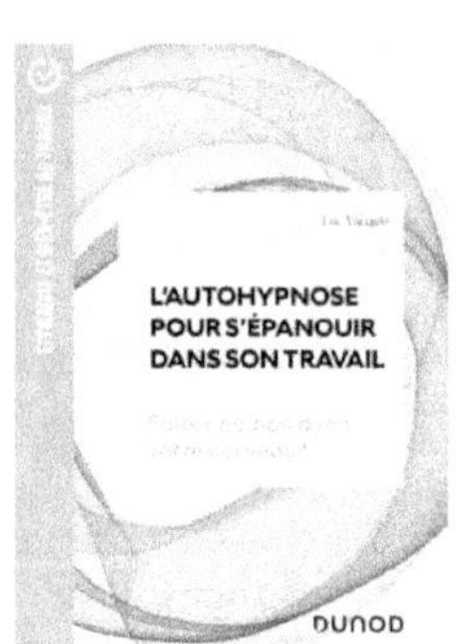

TABLES DES MATIÈRES

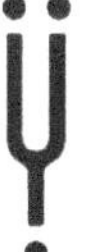

-6-28-496-8128-

Dépôt légal juin 2024
*Imprimé sur papier blanc
de blanc hypnos.*
3

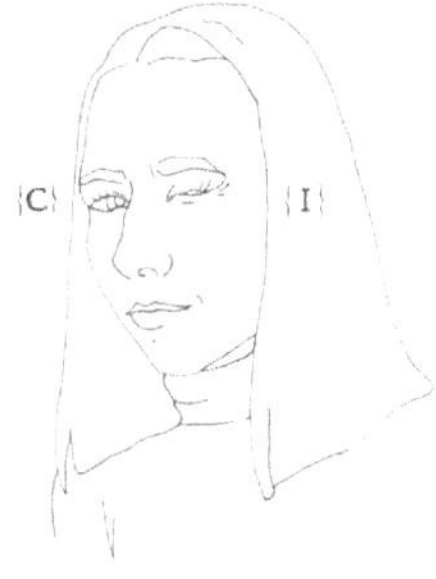